Onkologisches Kolloquium 3

Onkologisches Kolloquium 3

Non-Hodgkin-Lymphome: Trends in Diagnostik und Therapie

Herausgeber
E. Thiel, W. Wilmanns, E. Enghofer

Walter de Gruyter
Berlin · New York 1989

Herausgeber
Prof. Dr. E. Thiel
Medizinische Universitätsklinik Innenstadt
Ziemssenstraße 1
D-8000 München 2

Prof. Dr. W. Wilmanns
Klinikum Großhadern
Medizinische Klinik III
Marchioninistraße 15
D-8000 München 70

Dr. E. Enghofer
Wessobrunner Str. 5
D-8032 Gräfelfing

CIP-Titelaufnahme der Deutschen Bibliothek

Non-Hodgkin-Lymphome : Trends in Diagnostik und Therapie / Hrsg.
E. Thiel ... – Berlin ; New York : de Gruyter, 1989
(Onkologisches Kolloquium ; 3)
ISBN 3-11-012067-4
NE: Thiel, Eckhard [Hrsg.]; Onkologisches Kolloquium: Onkologisches Kolloquium

Satz: Arthur Collignon GmbH, Berlin – Druck: Wagner GmbH, Nördlingen – Bindung: Lüderitz & Bauer GmbH, Berlin. – Umschlagentwurf: Rudolf Hübler, Berlin.

Verzeichnis der erstgenannten Autoren

Prof. Dr. B. Emmerich
Medizin. Klinik Innenstadt
Universität München
Ziemssenstraße 1
D-8000 München 2

Dr. M. Engelhard
Medizin. Universitätsklinik
Abt. Hämatologie
Hufelandstraße 55
D-4300 Essen

Dr. H. H. Gerhartz
Klinikum Großhandern
Medizin. Klinik III
Marchioninistraße 15
D-8000 München 70

Priv.-Doz. Dr. A. D. Ho
Medizin. Klinik und Poliklinik
der Universität
Hospitalstraße 3
D-6900 Heidelberg

Dr. K. E. Landys
Department of Oncology
Sahlgren's Hospital
S-41345 Göteborg
Schweden

Prof. Dr. H. Löffler
II. Medizin. Universitätsklinik
und Poliklinik
Metzstraße 53
D-2300 Kiel

Dr. W. Oster
Medizin. Universitätsklinik
Abt. Hämatologie
Langenbeckstraße 1
D-6500 Mainz

Dr. D. R. Parkinson
New England Medical Hospitals
Division of Hematology/Oncology
750 Washington Street
Boston, Massachusetts, 02111
U.S.A.

Priv.-Doz. Dr. M. Pfreundschuh
Medizin. Universitätsklinik 1
Onkolog. Ambulanz
Josef-Stelzmann-Straße 9
D-5000 Köln 41

Prof. Dr. H. Rückle
Medizin. Poliklinik der Universität
Klinikstraße 6–8
D-8700 Würzburg

Prof. Dr. H. Stein
Klinikum Steglitz der FU Berlin
Abt. Pathologie
Hindenburgdamm 30
D-1000 Berlin 45

Prof. Dr. K. Welte
Medizin. Hochschule
Abt. Hämatologie/Onkologie
Konstanty-Gutschow-Straße
D-3000 Hannover 61

Inhalt

I Pathologie und Pathophysiologie der malignen Lymphome

Differenzierungsprogramme lymphatischer Zellen und deren Beziehung zur Klassifikation maligner Lymphome*

H. Stein, F. Dallenbach, D. Dienemann

Die Kenntnis der zellulären Organisation und vor allem der Differenzierung normaler lymphatischer Zellen ist unabdingbare Voraussetzung für das Verständnis maligner Lymphome. Aus diesem Grunde werden im ersten Teil dieses Beitrags die Besonderheiten der Differenzierungsprogramme des lymphatischen Systems und im zweiten Teil die Neoplasien dieses Systems dargestellt.

1. Besonderheit der Differenzierung lymphatischer Zellen

Die Differenzierung der Körperzellen erfolgt fast ausschließlich in einer *einwelligen* Proliferation und Differenzierung. Dies ist in Abbildung 1 am Beispiel der Granulopoese verdeutlicht. Aus einer myeloisch determinierten Stammzelle entsteht durch Proliferation und Differenzierung mit Ausbildung von Zwischenformen (Promyelozyt, Myelozyt, Stabkernige) der Granulozyt. Diese Zelle ist terminal differenziert, d. h. sie teilt sich nicht mehr und sie ändert auch ihre Form nicht wesentlich, wenn sie ihre Funktion wahrnimmt. Ganz anders sieht die Differenzierung des lymphatischen Systems aus. Diese läuft *zweiwellig* ab. Die erste Proliferations- und Differenzierungswelle läßt aus lymphatisch determinierten Stammzellen über Zwischenzellen, die als lymphatische Vorläuferzellen (Precursor cells) bezeichnet werden, ruhende antigenreaktive Lymphozyten entstehen. Diese Lymphozyten tragen Antigenrezeptoren unterschiedlicher Spezifität auf ihrer Oberfläche (Abb. 2). Dies bedeutet, daß die erste Proliferations- und Differenzierungswelle die „Diversität" der Antigenrezeptoren generiert. Dies versetzt den Organismus in die Lage, für die vielen Millionen in der Natur vorkommenden Antigene Lymphozyten mit passenden Antigenrezeptoren bereitzustellen. Wenn ein antigenreaktiver Lymphozyt auf ein Antigen trifft, das mit seiner Antigendeterminante (Epitop) in den Recessus des Antigenrezeptors (Haftstelle) paßt, also gebunden wird, reagiert er in einer neuen zweiten Proliferations- und Differenzierungswelle mit Ausbildung von

* Diese Arbeit wurde von der Deutschen Krebshilfe, Mildred-Scheel-Stiftung, gefördert.

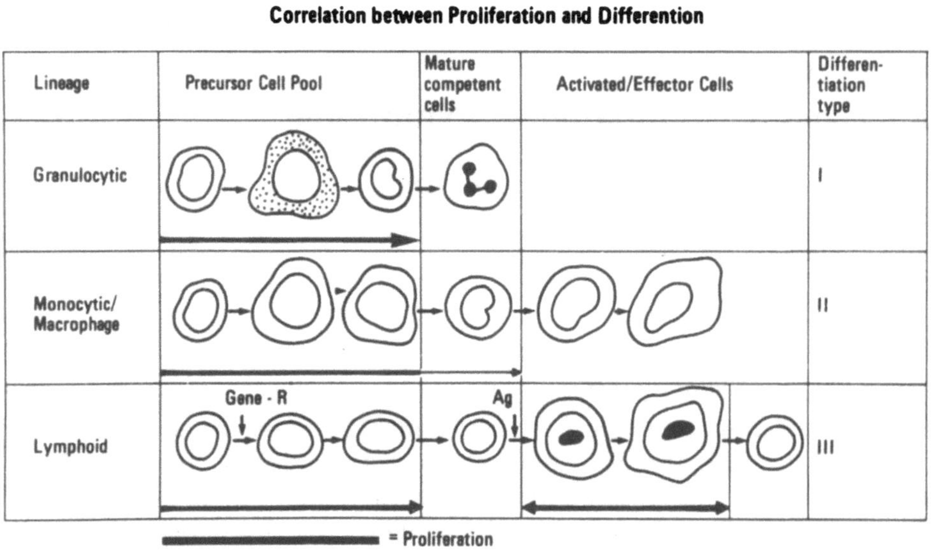

Abb. 1 Darstellung der drei wichtigsten zellulären Differenzierungstypen. Oberste Reihe: einwellige Proliferation und Differenzierung am Beispiel der Granulopoese. Mittlere Reihe: einwellige Proliferation bei zweiwelliger Differenzierung am Beispiel der Monozyten-Makrophagen-Poese. Unterste Reihe: zweiwellige Proliferation und Differenzierung, die unseres Wissens einzigartig für das lymphatische System ist. Gene-R = Gen-Rearrangement; Ag = Antigen.

Blasten. Diese Antigen-induzierten Blasten stellen nach Definition der Immunologen *aktivierte* lymphatische Zellen dar. Lymphatische Zellen mit Antigenrezeptoren, die nicht mit den in den Organismus eingedrungenen Antigendeterminanten reagieren, bleiben in Ruhepause (Abb. 2) und werden nach langanhaltendem Ausbleiben einer antigenen Stimulation wahrscheinlich sogar eliminiert. Die durch Antigenreiz induzierten (aktivierten) Blasten proliferieren und wandeln sich dann in sogenannte Effektorzellen oder wiederum in ruhende antigenreaktive Zellen um. Dies bedeutet, daß die zweite Antigen-induzierte Proliferations- und Differenzierungswelle der *selektiven Vermehrung* von Lymphozyten mit bestimmten Antigenspezifitäten dient und die Steuerung der ersten und zweiten Proliferations- und Differenzierungswelle grundverschieden ist. Der Ablauf der ersten Proliferations- und Differenzierungswelle ist antigenunabhängig, der zweiten antigenabhängig. Daraus folgt, daß die beiden Proliferations- und Differenzierungswellen unter der Kontrolle verschiedener Gene und verschiedener Proliferations- und Differenzierungsinduktoren (z. B. Interleukine) stehen. Die zweite Proliferations- und Differenzierungswelle er-

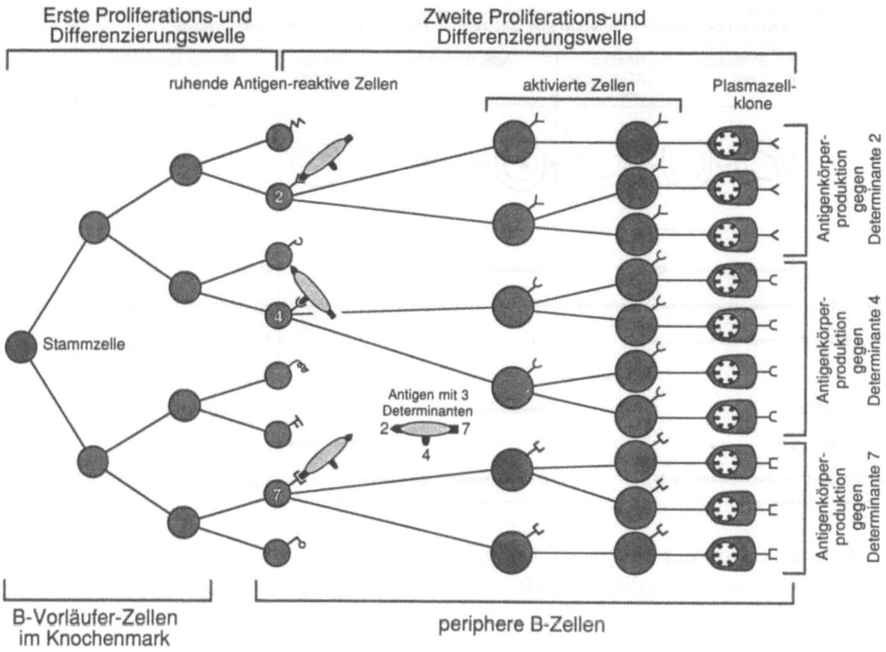

Abb. 2 Ablauf und Funktion der zweiwelligen Proliferation und Differenzierung der lymphatischen Zellen am Beispiel der B-Zell-Reihe.

folgt im peripheren lymphatischen Gewebe. Deshalb fassen wir die ruhenden antigenreaktiven Zellen einschließlich der aus ihnen hervorgehenden aktivierten Zwischen- und Effektorzellen als *periphere lymphatische Zellen* zusammen.

Marker zur Identifikation der verschiedenen Zellen des lymphatischen Systems

Da sich die verschiedenen Zellarten des Immunsystems und ihre vielfältigen Differenzierungsformen sehr ähnlich sehen, ist ihre verläßliche Identifikation rein morphologisch nicht möglich, sondern verlangt den Einsatz von zellart- und differenzierungsspezifischen bzw. -charakteristischen Markern. In erster Linie haben sich hier antigene Marker, die in der Mehrzahl durch die monoklonale Antikörpertechnologie entdeckt wurden, bewährt.

Für die Zwecke der Zellmarkierung erscheint es sinnvoll, die Markerantigene wie folgt zu klassifizieren (siehe Abb. 3):

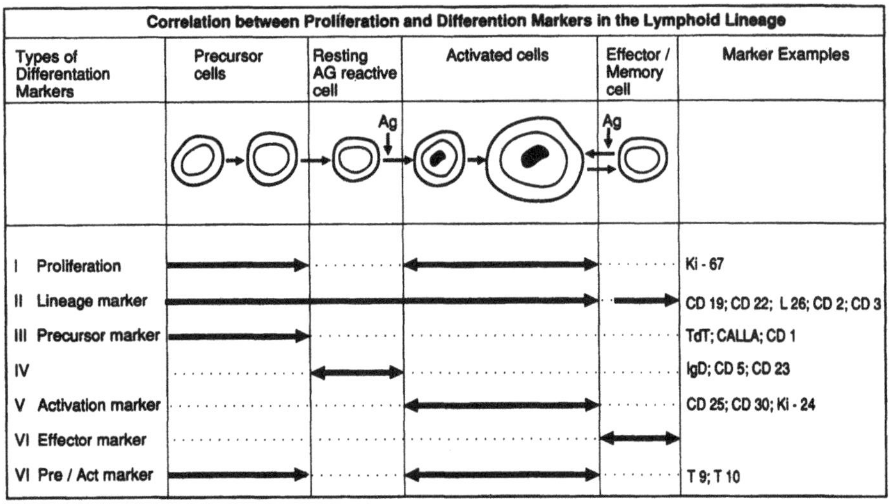

Abb. 3 Klassifikation der antigenen Marker entsprechend ihrer Expression auf B- oder T-Zellen unterschiedlicher Differenzierung. AG/Ag = Antigen.

1. Proliferationsmarker

Hier steht das von dem monoklonalen Antikörper Ki-67 erkannte Kernantigen zur Verfügung. Dieses Kernantigen ist in proliferierenden Zellen aller Zellzyklusphasen (G1, S, G2 und M) vorhanden, fehlt aber in ruhenden (G0) Zellen [11, 12].

2. Linienspezifische Zellmarker

Hierzu gehören Pan-B-Zell-Marker (z. B. CD19, CD20, CD22 und L26) [21], Pan-T-Zell-Marker (z. B. CD2, CD3, CD7 sowie die Beta-Kette des T-Zell-Rezeptors, nachweisbar mit dem Antikörper BetaF1) [3], Pan-Makrophagen-Marker (z. B. CD11c, Lysozym, MAC387, KP1, EBM11, Ber-MAC3) etc. [10, 17, 1]. Diese Antigene werden selektiv von B-Zellen, T-Zellen oder Makrophagen aller Differenzierungsgrade mit Ausnahme bestimmter Stadien der Aktivierung und der terminalen Differenzierung (Effektorzelle) exprimiert. Die B-Zell-Antikörper 4KB5 (CD45RA) [22], Ki-B3 [9] und die T-Zell-Antikörper UCHL1 (CD45RO) [20] und DF-T1 (MT1/CD43) sind nicht vollständig linienspezifisch, dafür aber am Paraffinschnitt einsetzbar (Tabelle 1). L26 ist der einzige bisher bekannte B-Zell-spezifische und BetaF1 der einzige T-Zell-spezifische Antikörper, der auch am Paraffinschnitt funktioniert. Zur Markierung der Makrophagen haben sich am Paraffinschnitt die Antikörper MAC387 und KP1 sowie Antiseren gegen Lysozym bewährt. Verläßliche Marker für interdigitierende Retikulumzellen sind CD1 und für follikuläre dendritische Zellen (FDC) R4/23 und CD21. Der CD21-Antikörper 2G7 ist zum Nachweis der FDC im Paraffinschnitt geeignet.

3. *Marker für Vorläuferzellen*

Zu ihnen zählen TdT, CALLA und CD1 (nähere Einzelheiten siehe Abb. 3). Das common-ALL-Antigen (CALLA) ist nicht absolut Vorläuferzellstadium-spezifisch, denn es findet sich, wenn auch nur in geringer Konzentration, auch auf peripheren B-Zellen der Keimzentrumsreaktion (siehe Abb.5). Diese Marker sind interessanterweise nicht linienspezifisch.

4. *Marker für ruhende antigenreaktive Zellen*

Für T-Zellen dieses Differenzierungsstadiums sind bisher keine brauchbaren Antigenmarker bekannt. Bei den B-Zellen scheinen IgD, CD23 und eingeschränkt CD5 brauchbar. IgD-positive B-Zellen finden sich im Primärfollikel, im Follikelmantel des Sekundärfollikels sowie im peripheren Blut. Mit besonders empfindlichen immunhistologischen Nachweismethoden (z. B. dreifach-alkalische Phosphatase-Methode) läßt sich auf den Primärfollikel- und Follikelmantellymphozyten das CD5-Antigen nachweisen [31]. Dieser Nachweis fällt an fetalem Gewebe deutlicher aus [2]. Nach der Reaktivität für den Zellmarker CD23 sind die B-Zellen von Primär- und Sekundärfollikeln nicht homogen (siehe hierzu Abb. 5, Tabelle 3 und unten).

5. *Aktivationsmarker*

Marker für aktivierte lymphatische Zellen stellen das Interleukin-2-Rezeptor-antigen (CD25), das Ki-1-Antigen (CD30) und das Ki-24-Antigen dar [34]. Die Aktivationsmarker sind wie die Vorläuferzellmarker nicht linienspezifisch. Im B-Zell-System haben sich als Aktivationsmarker bisher nur das Ki-1- und das Ki-24-Antigen bewährt, die hier eine Subpopulation von B-Immunoblasten und zum Teil auch Plasmazellen markieren. Insgesamt gilt, daß die Aktivationsmarker weit konstanter von aktivierten T-Zellen als von aktivierten B-Zellen exprimiert werden. Die genannten Aktivationsantigene zeigen eine unterschiedliche Expressionskinetik. Zum Beispiel erscheint das Interleukin-2-Rezeptor-Antigen schon wenige Stunden nach dem Aktivationsstimulus, während das Ki-1-Antigen erst nach 24 Stunden und das Ki-24-Antigen noch später in nennenswerter Dichte nachweisbar wird. Das Spezifische an den genannten Aktivationsmarkern ist, daß sie auf ruhenden peripheren B- und T-Zellen und Vorläufer-B- und -T-Zellen nicht vorkommen. Mit einem neuen monoklonalen Antikörper (Ber-H2) läßt sich das Ki-1-(CD30) Antigen auch am Paraffinschnitt nachweisen [24].

Tabelle 1 Übersicht über die wichtigsten im Paraffinschnitt nachweisbaren Marker-Antigene des lymphatischen Gewebes und seiner Neoplasien

Antikörper	CD (Cluster) Molekül	Expression im normalen lymphatischen Gewebe	maligne Lymphome	
			positiv	negativ
LCA([1,2])	CD45	sämtliche T- und B-Zellen außer einigen aktivierten T- und B-Blasten	Mehrzahl der NHL	40% der ALC-Lymphome 90% der Hodgkin-Lymphome 30% der primären mediastinalen B-Zell-Lymphome
UCHL1([2])	CD45R	Mehrzahl der T-Zellen, viele Makrophagen (schwach)	Mehrzahl der lymphocytischen T-NHL und der pleomorphen T-NHL	viele T-ALC-Lymphome, fast alle Hodgkin-Lymphome, 90% der B-NHL
DF-T1([2])/MT1([3])	CD43	Mehrzahl der T-Zellen und myeloischen Zellen	Mehrzahl der lymphocytischen T-NHL und der pleomorphen T-NHL und einige T-ALC L., einige centrocytische (B-Zell-)Lymphome	viele T-ALC-Lymphome, fast alle Hodgkin-Lymphome, 90% der B-NHL
βF1([4])	TCRβ	Mehrzahl der T-Zellen	Mehrzahl der T-NHL	alle B-Zell-Lymphome, viele T-ALC-Lymphome, viele Hodgkin-Lymphome
L26([2])		fast sämtliche B-Zellen	fast sämtliche B-NHL	sämtliche T-Zell-Lymphome, Mehrzahl der Non-LPHD([6])
4KB5([2])	CD45R	fast sämtliche B-Zellen	Mehrzahl der B-NHL	sehr viele B-ALC- und Hodgkin-Lymphome, über 95% der T-Zell-Lymphome
Ki-B3		Follikelmantel-B-Zellen und einige Keimzentrumszellen	Mehrzahl der B-NHL	viele B-ALC-L., CC-like Mukosa-B-Zell-Lymphome, über 95% der T-NHL
Leu-M1([5]) C3D-1([2])	CD15	späte Granulopoesezellen, einige Epithelien	Mehrzahl der Non-LPHD([6])	LP-Hodgkin-Lymphome, über 98% der T- und B-NHL
Ber-H2([2])	CD30	große lymphatische Blasten peri-/interfollikulär sowie am Rande von Keimzentren	fast sämtliche ALC- und Hodgkin-Lymphome	60% der LP-Hodgkin-Lymphome, lymphoblastische und lymphocytische Lymphome
2G7([2])	CD21	follikuläre dendritische Zellen (FDC), einige Follikelmantellymphozyten	FDC-Maschenwerke in CC, CB-CC, follikulären CB, AILD-T-NHL, nodulären LP-Hodgkin-Lymphomen	lymphoblastische Lymphome und lymphocytische L. außer CC Haarzellen-Leukämie, immunoblastische Lymphome, ALC-Lymphome

([1]) = Leucocyte common antigen
([2]) = bei DAKOPATTS erhältlich
([3]) = bei BIOTEST erhältlich
([4]) = bei T CELL SCIENCE erhältlich
([5]) = bei Becton & Dickinson erhältlich
([6]) = Hodgkin-Lymphome aller Subtypen mit Ausnahme des lymphocytenreichen (LP) Typs

6. Marker, die sich sowohl auf Vorläuferzellen wie auch auf aktivierten Zellen finden

Hierbei handelt es sich um eine sehr heterogene Kategorie von Markern. Die wichtigsten Marker dieser Gruppe sind z. Zt. die Antigene, deren Expression partiell (z. B. Transferrin-Rezeptor) mit Proliferation assoziiert ist.

7. Sublinienspezifische Marker

In diese Gruppe gehören die Marker CD4 und CD8. Diese Marker definieren die funktionell differenten Inducer/Helfer-T-Zellen (CD4) und die zytotoxischen/Suppressor-T-Zellen (CD8). Kürzlich wurde ein neuer T-Zellen-Sublinienmarker (HML-1) beschrieben [4], der recht selektiv von Darmmukosa-T-Zellen exprimiert wird.

Korrelation zwischen Proliferation und Differenzierung und Zellmarkern im T- und B-Zell-System

Obwohl es in der Differenzierung der T- und B-Zellen viele Ähnlichkeiten gibt und insbesondere die zweiwellige Proliferation und Differenzierung bei beiden Zellsystemen stattfindet, gibt es doch so viele Besonderheiten, daß es sinnvoll erscheint, die T- und B-Zellen-Differenzierung getrennt abzuhandeln (Abb. 4 und 5).

1. Differenzierung der T-Zellen (Abb. 4)

a) Erste Proliferations- und Differenzierungswelle: Differenzierung der Vorläufer-T-Zellen

Die erste Proliferations- und Differenzierungswelle nimmt ihren Anfang von T-Zell-determinierten Stammzellen, den Progenitor- oder kurz Pro-T-Zellen genannt. Bei den Pro-T-Zellen handelt es sich um T-Zellen, die Pan-T-Zell-Antigene zum Teil nur zytoplasmatisch (z. B. CD3) exprimieren und deren T-Zell-Rezeptor-Gene sich noch in Keimbahnkonfiguration befinden. Die Pro-T-Zellen wandern in die Rinde der Thymusanlage, wo sie heftig proliferieren und zahlreiche Reifungsschritte durchlaufen. Es hat sich durchgesetzt, 3 oder 4 Reifungsstadien zu unterscheiden: „early thymocyte“, „common thymocyte“ und „late thymocyte“. Die Umlagerung (Rearrangement) der T-Zell-Rezeptor-Gene erfolgt in der frühen Phase der intrathymischen Reifung, und zwar in der Reihenfolge Gamma, Delta, Beta, Alpha. Die aus dem Thymus ausgeschütteten T-Zellen erscheinen im Blut als ruhende kleine T-Lymphozyten, jeweils ausgestattet mit Antigen-Rezeptoren verschiedener Spezifität. Diese ruhenden

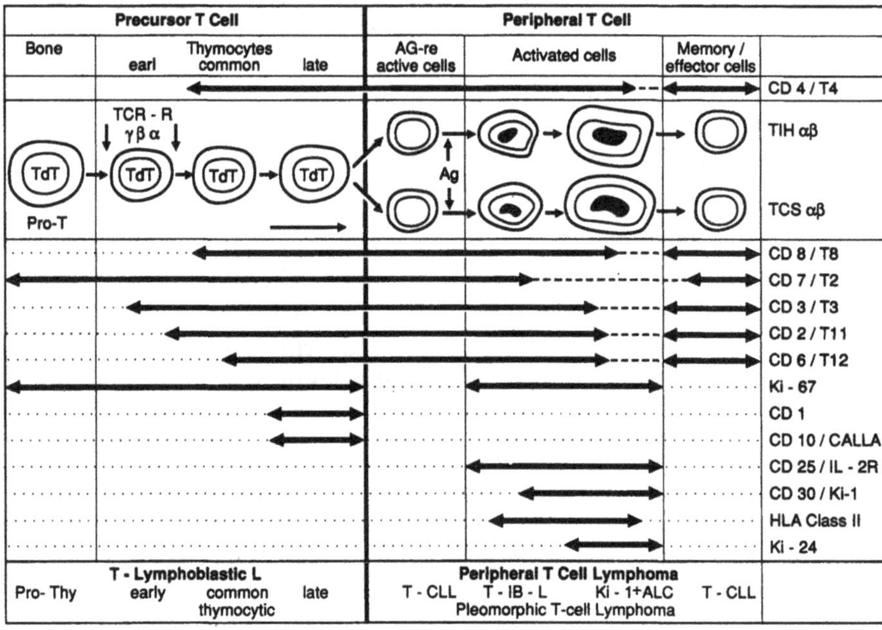

Abb. 4 Entwicklung der T-Zell-Reihe mit den wichtigsten antigenen Markern und den ableitbaren T-Zell-Lymphomtypen.
TCR-R γβα = T-Zell-Rezeptor Rearrangement der γ-, β-, α-Kette des Rezeptors; TdT = terminale Desoxynucleotidyltransferase; AG = Antigen; TIHαβ = Induktor/Helfer-T-Zellen mit T-Zell-Rezeptoren vom αβ-Typ; TCSαβ = Suppressor/Cytotoxische T-Zellen mit T-Zell-Rezeptoren vom αβ-Typ; Ki-1$^+$ ALC = Ki-1-positives anaplastisches großzelliges Lymphom; T-CLL = chronische lymphatische Leukämie vom T-Zell-Typ; T-IB-L = T-immunoblastisches Lymphom.

antigenreaktiven T-Lymphozyten besiedeln die T-Zonen des peripheren lymphatischen Gewebes (z. B. Lymphknoten, Milz und Magen-Darm-assoziiertes Lymphgewebe). Mit der Bildung der antigenreaktiven ruhenden T-Zellen ist die erste Proliferations- und Differenzierungswelle abgeschlossen.

b) Heterogenität der antigenreaktiven T-Zellen

Die antigenreaktiven T-Zellen gliedern sich in mehrere Sublinien auf (Einzelheiten siehe Tabelle 2). Die überwiegende Mehrzahl der verschiedenen Sublinien besitzt den T-Zell-Rezeptor vom Alpha-Beta-Typ.

Tabelle 2 Heterogenität der peripheren antigenreaktiven T-Lymphozyten

	Antigenprofil		Gewebsverteilung
antigenreaktive T-Lymphozyten →	$CD2^+, CD3^+, CD7^+, TCR^+$ →	CD^+	Blut, Paracorticalzone und Keimzentren der Lymphknoten
		CD^+	Blut, Paracorticalzone der Lymphknoten
→	$CD2^+, CD3^+, CD7^+, TCR^+$, HML-$1^+$		Darmmukosa, rote Pulpa der Milz

Aus Gründen der Übersichtlichkeit ist in der Tabelle die funktionelle Aufteilung der CD4-T-Zellen in Helferzellfunktion und Suppression induzierende Funktion nicht berücksichtigt. Ferner ist die Heterogenität des TCR mit seiner αβ-Form (in über 90% realisiert) und seiner γδ-Form (in nur in weniger als 5% realisiert) sowie die Heterogenität der HML-1^+ Darmmukosa-T-Zellen ($CD8^+$ $CD4^-$, $CD8^-$ $CD4^+$ und $CD8^-$ $CD4^-$) wegen Unkenntnis der Bedeutung nicht berücksichtigt.

c) Zweite Proliferations- und Differenzierungswelle: Bildung von aktivierten T-Zellen und Effektor-T-Zellen bzw. Vermehrung von antigenreaktiven T-Zellen

Die mit Antigenrezeptoren ausgestatteten T-Zellen reagieren bei Bindung eines in den Rezeptorrecessus passenden Antigens mit der zweiten Proliferations- und Differenzierungswelle, d. h. mit Bildung von proliferierenden T-Blasten (Abb. 4). Diese zeichnen sich morphologisch durch Kernvergrößerung und prominenten Nukleolus sowie ein breites Zytoplasma aus. Diese Zellen werden als aktivierte T-Zellen oder periphere T-Blasten bezeichnet. Aus peripheren T-Blasten werden entweder Effektor-T-Zellen oder wieder ruhende antigenreaktive T-Zellen.

2. Differenzierung der B-Zellen (Abb. 5)

a) Erste Proliferations- und Differenzierungswelle: Differenzierung der Vorläufer-B-Zellen

In der ersten Proliferations- und Differenzierungswelle differenzieren B-Zell-determinierte Stammzellen, sogenannte Progenitor B-Zellen, auch als Pro-B-

Zellen bezeichnet, in antigenreaktive B-Zellen. Dieser Reifungsprozeß findet im Knochenmark statt und ist ganz wesentlich durch die Umlagerung der Immunglobulingene geprägt. Es lassen sich mindestens 3 Reifungsstadien der B-Vorläufer-Zellen unterscheiden:

1. Die Pro-B-Zelle ohne jegliche Immunglobulin-Genumlagerung,
2. die Prä-B-Zelle mit umgelagerten Schwerketten-Immunglobulingenen; diese Zellen enthalten je nach Differenzierungsstadium noch keine der schon intrazytoplasmatische µ-Ketten,
3. die unreife B-Zelle mit umgelagerten Schwerkettengenen und Leichtkettengenen, verbunden mit membranständiger Expression vollständiger IgM-Moleküle, d. h. von µ- und Leicht-Ketten. Die unreifen B-Zellen sind noch nicht antigenreaktiv. Sie erhalten diese Fähigkeit erst in einem weiteren Reifungsschritt, der mit zusätzlicher Membran-Expression von IgD-Molekülen einhergeht. Mit der Bildung dieser peripheren IgM- und IgD-positiven antigenreaktiven ruhenden B-Lymphozyten ist die erste Proliferations- und Differenzierungswelle beendet.

b) Heterogenität der antigenreaktiven B-Zellen (Tabelle 3, Abb. 5)

Die Hauptmasse der antigenreaktiven B-Zellen exprimiert IgM und IgD. Die IgM- und IgD-positiven B-Lymphozyten finden sich im Blut und in Primärfollikeln und Follikelmänteln der Lymphknoten und Peyerschen Plaques und jedwedem anderen extranodalen lymphatischen Gewebe. Mindestens 50% der IgM-positiven, IgD-positiven B-Lymphozyten der Primärfollikel und Follikelmäntel tragen das CD23-Molekül, während die Mehrzahl der im Blut befind-

Tabelle 3 Heterogenität der antigenreaktiven, ruhenden B-Lymphozyten

	Antigenprofil		Gewebsverteilung
antigenreaktive B-Lymphozyten	IgM^+ IgD^+ $KiB3^+$	$CD23^-$	Blut, Primärfollikel und Follikelmantel
		$CD23^+$	Primärfollikel und Follikelmantel
	IgM^+ IgD^- $KiB3^-$		Marginalzone um B-Zell-Follikel in der Darm-Mukosa, mesenterialen Lymphknoten und Milz

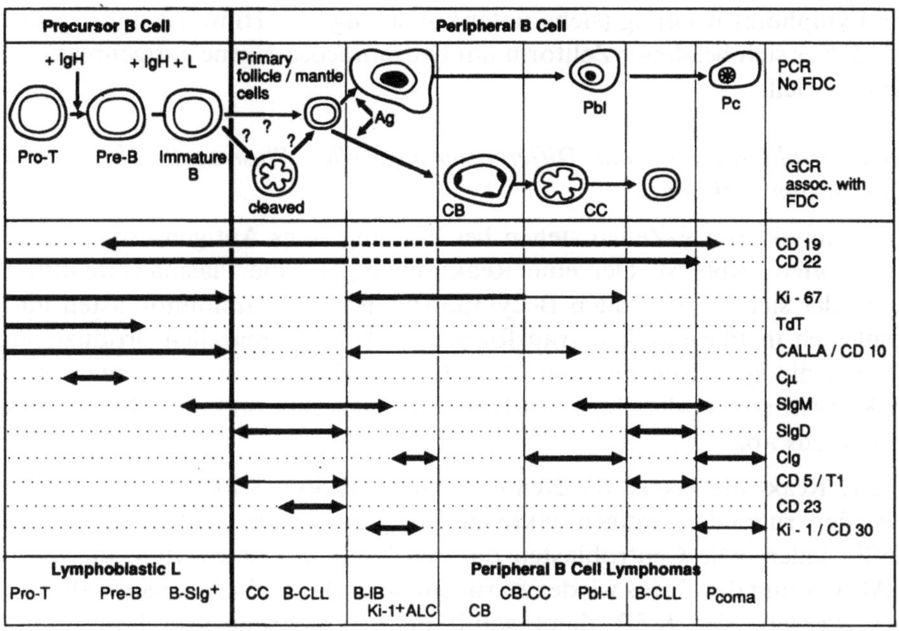

Abb. 5 Entwicklung der B-Zell-Reihe mit den wichtigsten antigenen Markern und den ableitbaren B-Zell-Lymphomtypen.
+IgH = nur Gene der schweren Ig-Kette umgelagert; +IgH + L = Gene der schweren *und* leichten Ig-Kette umgelagert; AG = Antigen; PCR = Plasmazellreaktion; FDC = Follikuläre dendritische Zellen; CC = Centrocytisches Lymphom; CB = Centroblast/centroblastisches Lymphom; B-IB = B-Immunoblast/B-immunoblastisches Lymphom; Ki-1$^+$ ALC = Ki-1-positives anaplastisches großzelliges Lymphom; CB-CC = Centroblastisch-centrocytisches Lymphom; Pbl = Plasmoblast; Pbl-L = Plasmoblastisches Lymphom; Pc = Plasmazelle; Pcoma = Plasmocytom; B-CLL = chronische lymphatische Leukämie vom B-Zell Typ; GCR = Keimzentrumsreaktion.

lichen IgM-, IgD-positiven B-Lymphozyten CD23-negativ ist. Durch in vitro-Stimulation kann die Expression des CD23-Moleküls an den IgM-positiven, IgD-positiven B-Lymphozyten induziert werden. Danach stellen die CD23-positiven B-Lymphozyten offenbar gering aktivierte antigenreaktive B-Lymphozyten dar. In der Marginalzone der weißen Pulpa der Milz wurde eine ruhende B-Zell-Form identifiziert, die sich von den „common“ antigenreaktiven B-Zellen durch Fehlen von IgD und des Ki-B3-Antigens unterscheidet (siehe Tabelle 3) [25, 26]. Diese B-Zell-Form konnte inzwischen auch in der Perifollikularzone der Peyer'schen Plaques und der Mesenterial-Lymphknoten aufgefunden werden. Die Abgrenzung dieser B-Zell-Form hat Bedeutung erlangt, weil die Lymphomforschung (siehe unten) überzeugende Hinweise dafür geliefert hat, daß es sich bei dieser Zellform um Darmmucosa-eigene antigenreaktive B-Zellen handelt.

c) Zweite Proliferations- und Differenzierungswelle: Plasmazellreaktion und Keimzentrumsreaktion

Den antigenreaktiven B-Zellen stehen bei Bindung eines Antigens zwei Reaktionswege offen (Abb. 5): Der eine Reaktionsweg ist die Plasmazellreaktion (PCR), in der sich die ruhenden B-Lymphozyten über B-Immunoblasten und Plasmoblasten in Plasmazellen transformieren. Die Plasmazellen produzieren Antikörper, die spezifisch mit dem die PCR auslösenden Antigen reagieren. Die PCR spielt sich in der Regel im Interfollikularraum und der Medulla des Lymphknotens ab.

Der zweite Reaktionsweg ist die Keimzentrumsreaktion (KZR). Es entwickeln sich aus den ruhenden antigenreaktiven B-Lymphozyten Centroblasten, die sich heftig teilen. Die Centroblasten differenzieren in Centrocyten, die dann durch Abrundung des Kerns wieder zu ruhenden und offenbar antigenreaktiven B-Zellen werden. Die KZR dient somit der Vermehrung von bestimmten antigenreaktiven B-Zellen.

Die KZR findet im B-Zell-Follikel statt. Bei der Steuerung der KZR spielt die lichtmikroskopisch nicht erkennbare follikuläre dendritische Zelle (FDC) eine wichtige, in ihren Einzelheiten noch nicht aufgeklärte Rolle.

B-Immunoblasten und Plasmoblasten sowie Zellen der Keimzentrumsreaktion (Centroblasten und Centrocyten) stellen nach Definition der Immunologen aktivierte B-Zellen dar.

Mobilität und Homing der T- und B-Lymphozyten

Wegen des enorm großen Repertoires von Antigenrezeptorspezifitäten sind B- und T-Lymphozyten, die Rezeptoren für ein gegebenes Antigen tragen, selten. Aus diesem Grunde muß der Organismus sicherstellen, daß die wenigen für das gegebene Antigen spezifischen Lymphozyten eine reelle Chance haben, auf das passende und entsprechend aufbereitete Antigen zu treffen. Dies wird durch die Mobilität der ruhenden antigenreaktiven Lymphozyten erreicht. Diese Lymphozyten rezirkulieren aus der Blutbahn in die lymphatischen Organe und von dort zurück ins Blut. Während der Austritt der T- und B-Lymphozyten aus dem lymphatischen Gewebe ins Blut über efferente Lymphgefäße und den Ductus thoracicus erfolgt, dienen als Eintrittspforte der T- und B-Lymphozyten in das lymphatische Gewebe besonders spezialisierte Kapillaren, die sogenannten hoch-endothelialen Venolen (HEV). Bei der Untersuchung der Rezirkulation wurde die Entdeckung gemacht, daß die antigenreaktiven T- und B-Zellen der Lymphknoten zurück in das Lymphknotengewebe und die Lymphozyten des Magen-Darm-Traktes zurück in das lymphatische Gewebe des Darmes rezirkulieren. Diese Wanderung der Lymphozyten in bestimmte Organe des lymphatischen Systems wird als *Homing* bezeichnet und die Oberflächenerkennungsstrukturen, mit denen sich die T- und B-Lymphozyten an bestimmte HEV anheften, als *Homing-Rezeptoren.* Von allen lymphatischen Zellen binden sich nur die ruhenden antigenreaktiven T- und B-Zellen an die HEV. Nach Antigenkontakt geht die Fähigkeit zur Migration und Rezirkulation verloren.

Die IgM- und IgD-positiven antigenreaktiven ruhenden B-Zellen scheinen auch Homing-Rezeptoren für FDC zu haben. Diese Homing-Rezeptoren bleiben bei der Differenzierung in Keimzentrumszellen offenbar erhalten.

2. *Neoplasien der Zellen des lymphatischen Systems*

Bis Anfang der 60er Jahre galten die Lymphozyten weithin als funktionsarme, nicht proliferationsfähige, ausdifferenzierte Endzellen, die aus einer Stammzelle in einer *einwelligen* Proliferation und Differenzierung wie alle übrigen Körperzellen entstehen. Wesentliche Differenzierungspotenzen und damit ein morphologischer Gestaltwandel wurden bis zu dieser Zeit allein den monocytogenen und ortsständigen Gewebsmakrophagen (Histiozyt) bzw. Retikulumzellen zugeschrieben. Dieses Konzept beeinflußte entscheidend die Vorstellungen über Herkunft und Natur der Zellarten des lymphatischen Gewebes. So wurden z. B. die Plasmazellen von Retikulumzellen, die großen interfollikulären Immunoblasten wie auch die Centroblasten der Keimzentrumsreaktion von Retikulumzellen bzw. Histiozyten abgeleitet [18]. Entsprechend diesen Vorstellungen waren auch die Klassifikationen der malignen Lymphome vor 1970 konzipiert. Die Tabelle 4 gibt das Prinzip der in den 60er und 70er Jahren besonders auf dem amerikanischen Kontinent angewendeten Rappaport-Klassifikation der malignen Lymphome wieder.

Ein langsames Umdenken setzte Anfang der 70er Jahre ein, als durch Entdekkung der Lektin-induzierten Lymphozyten-Blastentransformation klar wurde, daß die Lymphozyten keine Endzellen, sondern Zellen mit Proliferations- und Differenzierungspotenz darstellen und Merkmale zur Unterscheidung von T- und B-Lymphozyten auf Einzelzellebene entdeckt wurden. Heute gelten die malignen Lymphome als irreversible Proliferationen von in bestimmtem Differenzierungsgrad eingefrorenen lymphatischen Zellen, die von physiologischen Differenzierungsformen und Subpopulationen des lymphatischen Gewebes abgeleitet werden können.

Tabelle 4 Einteilungsprinzip der 1966 veröffentlichten Rappaport-Klassifikation der Non-Hodgkin-Lymphome

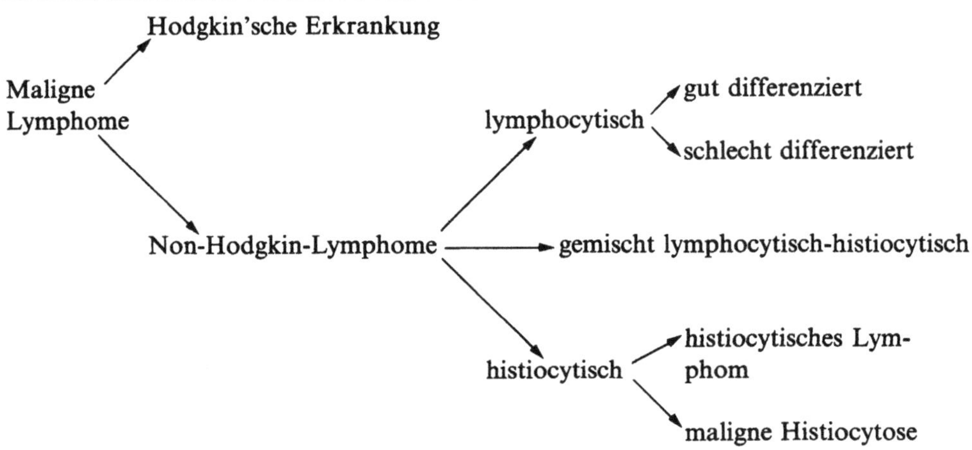

T-Zell-Lymphome

Die T-Zell-Lymphome lassen sich zwanglos entweder den Zellen der ersten oder zweiten Proliferations- und Differenzierungswelle zuordnen, d. h. daß sich die T-Zell-Lymphome in Vorläufer-T-Zell-Lymphome und periphere T-Zell-Lymphome aufgliedern (Abb. 4, Tabelle 5). Dieses Ordnungsprinzip hat sich weitgehend durchgesetzt.

Vorläufer-T-Zell-Lymphome

Die T-Zell-Lymphome, die sich von Vorläufer-T-Zellen ableiten, fallen ohne Ausnahme in die morphologische Gruppe der lymphoblastischen Lymphome, d. h. die Tumorzellen besitzen mittelgroße Kerne mit lockerem Kernchromatin ohne prominente Nukleolen und ein schmales Zytoplasma. Die wichtigsten Merkmale der Vorläufer-T-Zell-Lymphome sind die Expression des Vorläuferzell-spezifischen Antigens TdT und des frühen Pan-T-Zell-Antigens CD7. Entsprechend feiner antigener Unterschiede können die Vorläufer-T-Zell-Lymphome in zahlreiche Unterformen unterteilt werden. Dies hat eine gewisse klinische Bedeutung, weil die Lymphome mit dem Antigenprofil sehr früher Vorläufer-T-Zellen (z. B. früher Thymozyten) sich als Leukaemien präsentieren, während die Lymphome mit dem Antigenprofil von „common“ und „late“ Thymozyten dazu neigen, Tumoren insbesondere im Mediastinum auszubilden [31, 8].

Tabelle 5 Klassifikation der Non-Hodgkin-Lymphome vom T-Zell-Typ

I. Lymphome der Vorläufer-T-Zellen
(T-lymphoblastische Lymphome)

- „early thymocyte“
- „common thymocyte“
- „late thymocyte“

II. Lymphome der peripheren T-Zellen

- Lymphknoten-T-Zellen (HML-1^{-})
  - antigenreaktive, ruhende T-Zellen
  - partiell aktivierte T-Zellen
  - komplett aktivierte T-Blasten
- Kutane T-Zellen
- Darmmukosa-T-Zellen (HML-1^{+})

antigenreaktive, ruhende T-Zellen	partiell aktivierte T-Zellen	komplett aktivierte T-Blasten	Kutane T-Zellen	Darmmukosa-T-Zellen (HML-1^{+})
T-CLL; T-PLL;	pleomorphes T-Zell-L.; Lennert's L.; AILD-T-Zell-L.; T-immunoblastisches L.;	anaplastisch-großzelliges (ALC) T-Lymphom;	lymphocytisches T-Zell-L.; pleomorphes T-Zell-L.; anaplastisch-großzelliges (ALC) T-Zell-L.	pleomorphes T-Zell-L.;(1) anaplastisch-großzelliges T-Zell-L.(1)

(1) assoziiert mit Zoeliakiesyndrom

Periphere T-Zell-Lymphome

Die peripheren T-Zell-Lymphome leiten sich von den TdT-negativen T-Zellen ab, die aus der ersten Proliferations- und Differenzierungswelle hervorgegangen sind. Sie umfassen somit die Lymphome der antigenreaktiven T-Zellen und der T-Zellen der zweiten Proliferations- und Differenzierungswelle. Die peripheren T-Zell-Lymphome treten mit Ausnahme der anaplastischen großzelligen T-Zell-Lymphome und des Morbus Hodgkin fast ausschließlich im Erwachsenenalter auf.

Lymphome der antigenreaktiven T-Zellen

In diese Kategorie gehören sämtliche lymphozytische (kleinzellige) T-Zell-Lymphome, die T-Zell-Rezeptoren und Pan-T-Zell-Antigene in Abwesenheit von Vorläuferzell-Antigenen und Aktivationsantigenen exprimieren. Wie die normalen antigenreaktiven T-Lymphozyten werden die Zellen dieser T-Zell-Neoplasiegruppe in das Blut ausgeschwemmt und proliferieren wenig. Somit präsentieren sich diese Neoplasien meistens als chronische Leukaemien. Folgende Unterformen wurden bisher abgegrenzt: CD4-positive T-CLL, CD8-positive T-CLL sowie die kutanen T-Zell-Lymphome (das Sezary-Syndrom und die Mycosis fungoides). Die T-CLL macht etwa nur 3% aller CLL-Fälle aus. Es könnte auch sein, daß sich die kutanen T-Zell-Lymphome von eigenen T-Zell-Sublinien herleiten. Immunphänotypisch konnte dies allerdings bisher nicht bestätigt werden.

Lymphome aktivierter T-Zellen

Bei den Lymphomen aktivierter T-Zellen lassen sich zwei Grundformen unterscheiden:

- T-Zell-Lymphome, bei denen nur ein Teil der Tumorzellen Aktivationsantigene exprimiert und
- T-Zell-Lymphome, bei denen sämtliche Tumorzellen positiv für Aktivationsantigene sind.

In die erste Kategorie gehören die T-Zell-Lymphome, die aus einem Gemisch kleiner, mittelgroßer und großer neoplastischer T-Zellen bestehen. Das Aktivationsantigen Ki-1 findet sich bei diesen Tumoren in der Regel nur auf den größeren und sehr großen Zellformen. Dennoch scheint es sich bei diesen T-Zell-Lymphomen um Neoplasien der antigenreaktiven T-Zellen zu handeln, die im Gegensatz zur T-CLL nicht in ihrem Differenzierungszustand fixiert sind, sondern eine Differenzierung in Richtung Aktivierung durchlaufen können. Zu dieser Gruppe von T-Zell-Tumoren gehören das pleomorphe T-Zell-Lymphom, die pleomorphen Formen der Mycosis fungoides, das adulte T-

Zell-Lymphom Japans sowie die gemischtzelligen T-Zell-Lymphome: Lennert's Lymphom und das angioimmunoblastische T-Zell-Lymphom.

Die T-Zell-Lymphome, bei denen die Tumorzellen zu 100% Aktivationsantigene in hoher Dichte exprimieren, sind ausschließlich aus großen anaplastischen Zellen aufgebaut, was auch zu ihrer Bezeichnung „anaplastische großzellige (ALC) Lymphome" führte [32]. Ein Teil der Fälle von Morbus Hodgkin scheint dieser Kategorie von T-Zell-Lymphomen sehr nahe zu sein. In Abbildung 6 ist die Beziehung dieser verschiedenen T-Zell-Lymphome zueinander verdeutlicht.

Mit Ausnahme der adulten T-Zell-Leukaemie Japans sind die Lymphome aktivierter T-Zellen in der Regel aleukaemisch.

Primäre T-Zell-Lymphome des Magen-Darm-Traktes

Schon 1937 [6] war beobachtet worden, daß einige Dünndarmlymphome mit einer Zottenatrophie und Malabsorption (Zoeliakie-Syndrom) einhergehen. Diese Lymphome wurden lange Zeit als Makrophagenneoplasie (maligne Histiozytose des Dünndarms) verkannt [14] und erst 1985 als T-Zell-Lymphome identifiziert [16]. Die Tatsache, daß Lymphome dieses Typs häufig mit einer Vermehrung von T-Zellen im Darmepithel im Bereich des Tumors einhergehen, ließ vermuten, daß dieser Tumor eine Neoplasie der intraepithelialen Darm-T-Zellen darstellt. Diese Auffassung konnte jetzt durch Anwendung des monoklonalen Antikörpers HML-1 [28, 35] belegt werden, der zu 100% die intraepithelialen Darm-T-Zellen und zu ca. 50% die Lamina propria-T-Zellen anfärbt, während Lymphknoten-T-Zellen mit Ausnahme eines sehr kleinen Anteils von unter 3% negativ bleiben.

Wie Tabelle 6 zeigt, gibt es auch primär im Magen und Darm auftretende T-Zell-Lymphome ohne Zoeliakie-Syndrom. Diese erwiesen sich bisher sämtlich

Tabelle 6 Reaktivität peripherer T-Zell-Lymphome des Magen-Darm-Traktes und der Lymphknoten mit dem für Mukosa-T-Zellen spezifischen Antikörper HML-1

Lymphomtyp/gruppe	HML-1
Dünndarm	
Enteropathie-assoziierte T-Zell-Lymphome	+
Magen-Darm	
T-Zell-Lymphome ohne Enteropathie	–
Lymphknoten	
Lymphoblastische T-Zell-Lymphome	–
Periphere T-Zell-Lymphome	–

als HML-1-negativ. Da keine weiteren Mukosa-T-Zell-spezifischen Antikörper zur Verfügung stehen, läßt sich die genaue zelluläre Abstammung dieser T-Zell-Lymphome ohne Enteropathie-Syndrom gegenwärtig nicht bestimmen.

B-Zell-Lymphome

Die B-Zell-Lymphome lassen sich wie die T-Zell-Lymphome den Zellen der ersten und zweiten Proliferations- und Differenzierungswelle zuordnen, d. h. auch bei den B-Zell-Lymphomen bietet sich eine Unterteilung in Vorläufer-B-Zell-Lymphome und periphere B-Zell-Lymphome an (Tabelle 7, Abb. 5).

Vorläufer-B-Zell-Lymphome

Die Vorläufer-B-Zell-Lymphome fallen wie die Vorläufer-T-Zell-Lymphome in die morphologische Kategorie der lymphoblastischen Lymphome, d. h. die Vorläufer-B-Zell-Lymphome sind rein morphologisch von Vorläufer-T-Zell-Lymphomen nicht zu unterscheiden. Dies gelingt nur zuverlässig mit linienspezifischen Pan-B- und Pan-T-Zell-Markern. Das Antigenprofil der Vorläufer-B-Zellen ist nicht so eindeutig wie bei den Vorläufer-T-Zell-Lymphomen. Nur die Lymphome sehr früher Vorläufer-B-Zellen sind TdT-positiv. Recht konstant wird das common-ALL-Antigen von den Vorläufer-B-Zell-Lymphomen exprimiert, aber dieser antigene Marker ist nicht spezifisch für die Zellen der ersten Proliferations- und Differenzierungswelle, denn er ist auch, wenn auch in sehr niedriger Konzentration, auf den Zellen der Keimzentrumsreaktion nachweisbar. Die Lymphome der Vorläufer-B-Zellen können je nach Stadium ihres Immunglobulingen-Rearrangements und Expression der Immunglobulinketten weiter unterteilt werden. Dabei hat sich nur die Unterscheidung von sIg-negativen und sIg-positiven Vorläufer-B-Zell-Lymphomen als von Bedeutung erwiesen. Die sIg-positiven Vorläufer-B-Zell-Lymphome scheinen eine schlechtere Prognose zu haben.

Lymphome der peripheren B-Zellen

Diese Lymphomgruppe stellt mit 60 bis 70% die Hauptmasse aller Non-Hodgkin Lymphome. Die Mehrzahl dieser Lymphomgruppe läßt sich den verschiedenen Formen antigenreaktiver B-Lymphozyten und aktivierter B-Zellen zuordnen (Abb. 5, Tabelle 7). Die Vielgestaltigkeit dieser Tumorgruppe ist entsprechend der Komplexität der zweiten Proliferations- und Differenzierungswelle des B-Zell-Systems außerordentlich groß.

Tabelle 7 Klassifikation der Non-Hodgkin-Lymphome vom B-Zell-Typ

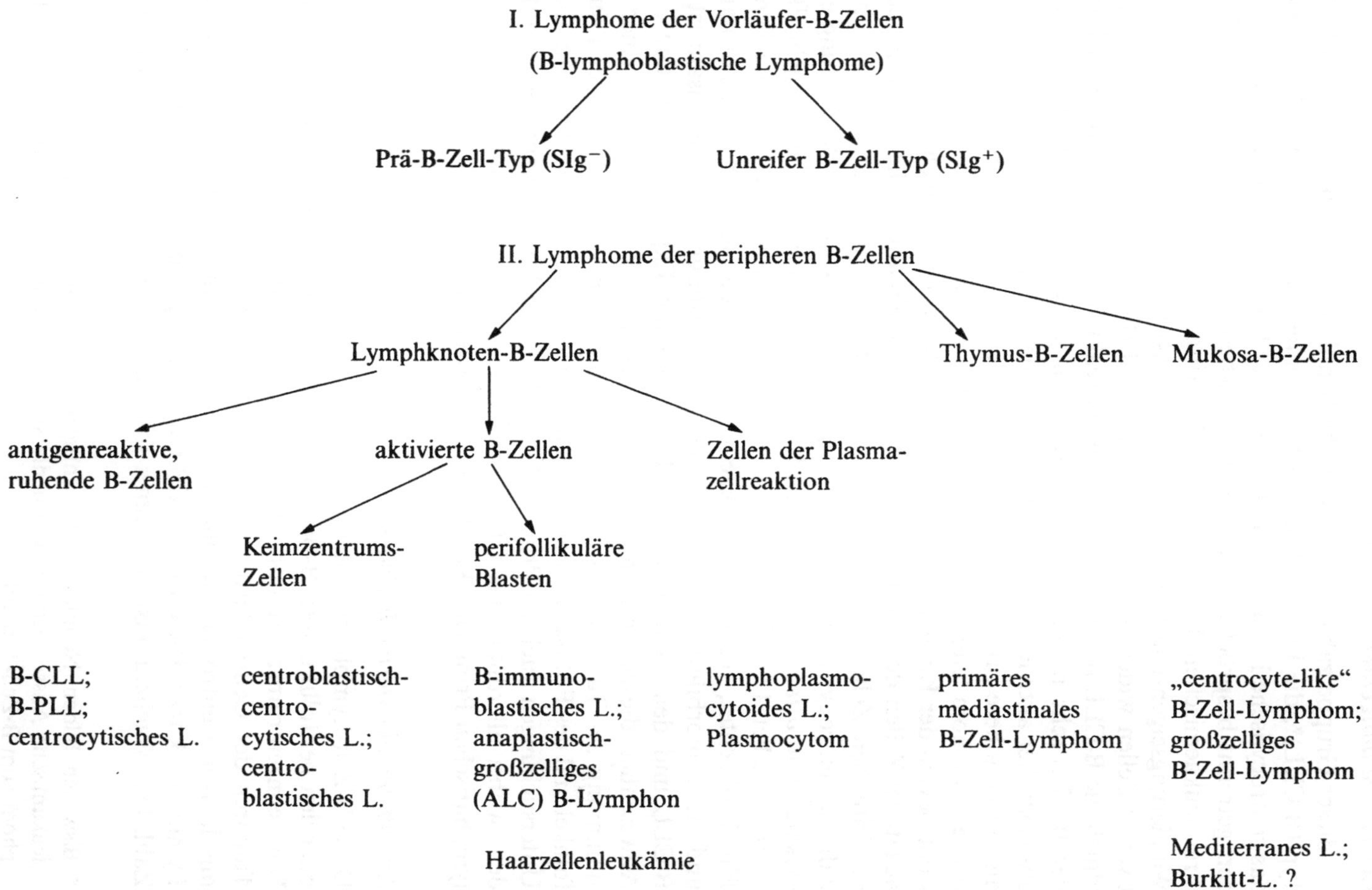

Lymphome antigenreaktiver B-Zellen

Zu dieser Gruppe zählen die chronische lymphatische Leukaemie vom B-Zell-Typ (B-CLL)*, die Prolymphozyten-Leukaemie vom B-Zell-Typ (B-PLL) und das centrocytische Lymphom. Lymphome der Darm-assoziierten B-Zellen werden getrennt besprochen (siehe unten). Insbesondere die B-CLL spiegelt mit ihrer leukaemischen Präsentation und geringen proliferativen Aktivität die Wanderungseigenschaft und die Proliferationsruhe der normalen antigenreaktiven B-Zellen wider. Auch im Antigenprofil (Expression von IgM und IgD) ähnelt die B-CLL rezirkulierenden antigenreaktiven B-Zellen. Die B-PLL steht der B-CLL sehr nahe, ihre Zellen scheinen jedoch im Vergleich zur B-CLL etwas stärker aktiviert zu sein. Dies erklärt den größeren Zelldurchmesser und die etwas höhere proliferative Aktivität dieser Leukaemieform. Das centrocytische Lymphom leitet sich nicht – wie man eine Zeitlang glaubte – von den Centrocyten der Keimzentren ab, sondern sehr wahrscheinlich von den CD23-negativen Zellen des Primärfollikels bzw. Follikelmantels, die mit follikulären dendritischen Zellen in enger Assoziation stehen. Zu dieser Annahme paßt, daß das centrocytische Lymphom so gut wie immer mit der Ausbildung eines lockeren und *offenen* großflächigen Maschenwerks von FDC einhergeht. Beim centrocytischen Lymphom wird oft eine Ausschwemmung der Tumorzellen ins Blut beobachtet, regelrechte leukaemische Verläufe sind aber die Ausnahme und die Tumorbildung im Gewebe steht im Vordergrund. Gemeinsam ist der B-CLL und dem centrocytischen Lymphom die Expression von CD5. Die Anwesenheit dieses Antigenmarkers steht nicht im Widerspruch zu einer Abstammung der Tumorzellen beider Lymphomtypen von B-Zellen der Primärfollikel und des Follikelmantels, denn das CD5-Antigen ließ sich in sorgfältigen Untersuchungen auch an Primärfollikelzellen und Follikelmantelzellen auffinden, wobei allerdings das CD5-Molekül in größerer Dichte nur an fetalen lymphatischen Primärfollikel-B-Zellen nachweisbar ist.

Lymphome aktivierter B-Zellen

Diese B-Zell-Lymphome leiten sich von den Zellen der Keimzentrumsreaktion oder den perifollikulären B-Blasten bzw. den Zellen der Plamazellreaktion ab. Die Keimzentrumszelltumoren präsentieren sich entweder als relativ reinrassige Tumoren der Centroblasten (centroblastisches Lymphom, CB) oder als Gemisch von Centroblasten und Centrocyten (centroblastisch-centrocytisches Lymphom, kurz CB-CC). Beim CB-CC überwiegen die Centrocyten immer an Zahl. Das Wachstum ist fast immer follikulär. In den neoplastischen Follikeln

* Bisweilen bilden Neoplasien der antigenreaktiven B-Zellen solide Tumoren ohne leukämische Ausschwemmung, für die sich die Bezeichnung lymphozytisches Lymphom vom B-Zell-Typ anbietet.

läßt sich regelmäßig ein dichtes geschlossenes, scharf abgegrenztes Maschenwerk von FDC nachweisen, das offensichtlich für die follikuläre Wachstumsstruktur entscheidend ist. Follikuläre Lymphome ohne FDC sind bisher nicht beschrieben worden. Oft sind die neoplastischen Follikel beim CB-CC auch noch von einem Mantel von reaktiven IgM- und IgD-positiven Follikelmantelzellen umgeben. Damit ähnelt das CB-CC in seiner zellulären Organisation weitgehend normalen Sekundärfollikeln bzw. Keimzentren. Bemerkenswert ist, daß die proliferative Aktivität in den neoplastischen Follikeln niedriger ist als in den reaktiven Keimzentren. Das centroblastische Lymphom zeigt in etwa einem Drittel der Fälle ein follikuläres Wachstum und ist in diesen Fällen regelmäßig mit der Präsenz eines FDC-Maschenwerks assoziiert.

In einigen Klassifikationen, z. B. in der Kiel-Klassifikation, wird dem centroblastischen Lymphom das B-immunoblastische Lymphom gegenübergestellt. Morphologisch ähneln die Tumorzellen des B-immunoblastischen Lymphoms perifollikulären B-Blasten (zentral im Zellkern lokalisierter Nukleolus und breites Zytoplasma) und werden deshalb von diesen bzw. den Blasten der Plasmazellreaktion abgeleitet. Einen Beweis für die Richtigkeit dieser These gibt es noch nicht, denn die bekannten Antigenmarker haben bisher zu einer klaren Abgrenzung dieser beiden Tumorgruppen nicht beigetragen. Die Abgrenzungsschwierigkeit ist auch deshalb groß, weil viele großzellige B-Zell-Tumoren aus einem Gemisch von centroblastenartigen und immunoblastenartigen Zellen bestehen. Bei Nachweis eines FDC-Maschenwerks oder von CALLA ist ein CB anzunehmen. Jüngeren Datums ist die Abgrenzung eines anaplastischen großzelligen B-Zell-Lymphoms mit Expression des Ki-1-(CD30) Antigens (ALC-Lymphom vom B-Typ). Da sich im normalen lymphatischen Gewebe Ki-1-positive (aktivierte lymphatische) B-Blasten meist inter- und perifollikulär und selten im Bereich des Außenrandes von Keimzentren finden, wird vermutet, daß die Ki-1-positiven ALC-Lymphome von den interfollikulären Ki-1-Blasten und seltener von den Ki-1-Blasten der Keimzentrumsrandzone ausgehen. Diese Tumoren wurden bis vor kurzem als Makrophagen-Tumoren unter der Bezeichnung maligne Histiozytose fehlinterpretiert.

Lymphoplasmozytoide Lymphome und Plasmozytome

Bei diesen Tumoren handelt es sich um eine heterogene B-Zell-Lymphomgruppe. Gemeinsamer Nenner dieser Tumoren ist die Anwesenheit von sekretorisches Immunglobulin produzierenden Zellen, die auch morphologisch den Plasmazellen mehr oder weniger ähnlich sehen. Der Prototyp der lymphoplasmozytoiden Lymphomgruppen besteht aus dem gesamten Zellspektrum der Plasmazellreaktion, d. h. B-Lymphozyten, B-Immunoblasten und plasmozytoiden Zellen. Es gibt auch plasmozytoide Zellen enthaltende Lymphome, deren andere Zellkomponenten Keimzentrumszellen wie Centroblasten und Centrocyten ähneln. Diese Varianten sind jedoch die Ausnahme, wie auch eine plasmazelluläre Differenzierung im Keimzentrum eine Ausnahme darstellt.

Eine weitere Variante stellen B-lymphozytische bzw. B-CLL-ähnliche Lymphome dar, in denen einige Zellen in Richtung Plasmazellen ohne gleichzeitige Anwesenheit von B-Blasten differenziert sind. Dies spricht dafür, daß grundsätzlich B-Zellen in Plasmazellen differenzieren können ohne ein Blastenstadium zu durchlaufen. Die genannten Fälle sind am ehesten als Varianten der B-CLL anzusehen.

Die plasmozytoiden Zellen der lymphoplasmozytoiden Lymphome produzieren fast ausschließlich IgM, wobei die Sekretion dieses Immunglobulins häufig gestört ist, so daß nur in ca. 20% dieser Fälle ein erhöhter IgM-Spiegel zu messen ist. Die Fälle mit exzessiver Vermehrung von IgM im Serum werden als Makroglobulinaemie Waldenström bezeichnet.

Das Plasmozytom stellt die extremste Form der Neoplasien der Plasmazellreaktion dar, denn in dieser Neoplasieform weisen sämtliche Zellen das Differenzierungsstadium von Plasmazellen auf. Die Plasmozytome kommen im Gegensatz zu allen übrigen Non-Hodgkin-Lymphomen überwiegend im Knochenmark und seltener im Lymphknoten oder anderen Geweben vor. Sie bilden am häufigsten IgG, gefolgt von IgA und IgD. IgM produzierende Plasmozytome sind eine Rarität. Die Produktion von inkompletten bzw. defekten Immunglobulinen ist nicht sehr selten, wobei selektiv Leichtketten sezernierende Plasmozytome unter diesen am häufigsten sind. In diesen Fällen sind die leichten Ketten im Urin nachweisbar. Eine totale Sekretionsstörung der gebildeten Immunglobuline ist bei den Plasmozytomen selten.

Lymphome der Thymus-B-Zellen (Primäre mediastinale B-Zell-Lymphome)

In diesem Jahrzehnt ist über ein primär im Mediastinum auftretendes B-Zell-Lymphom mehrfach berichtet worden [19]. Als Ausgangspunkt werden die B-Zellen im Thymusmark diskutiert. Die Entdeckung dieses Lymphoms, das eine charakteristische Klinik mit bevorzugtem Befall von jungen Frauen zeigt, legt die Annahme nahe, daß die B-Zellen des Thymusmarks eine eigenständige B-Zell-Rasse darstellen. Vor 1982 wurden die primären mediastinalen B-Zell-Lymphome in Europa meist als centroblastische Lymphome fehlinterpretiert.

Lymphome der Magen-Darm-Mukosa-B-Zellen

Gegenwärtig sind weder morphologische noch immunologische Merkmale bekannt, die mit Sicherheit die Identifikation von Mukosa-B-Zell-Lymphomen erlauben. Die Lymphome, von denen man mit einer hohen Wahrscheinlichkeit annehmen kann, daß sie von Mukosa-B-Zellen abstammen, zeigen in der Submukosa des Magens oder Darms ein diffuses interfollikuläres Wachstum

Tabelle 8 Klassifikation und Merkmale primär im Magen-Darm-Trakt auftretender B-Zell-Lymphome

Typ	IgM	IgA	IgD	CD5	Ki-B3
„Centrocyte-like" Mukosa-B-Zell-Lymphom	+	– (+)	–	–	–
Großzelliges B-Zell-Lymphom*	– +		–		+
Mediterranes B-Zell-Lymphom kleinzellig klein- und großzellig großzellig	–	+ –	–	–	–
Burkitt-artiges Lymphom	+		–	–	+
Centrocytisches (echtes) Lymphom (Lymphomatöse Polypose)	+		+	+	+
Marginalzonen-Zellen	+	–	–	–	–

* nur als Mukosa-B-Zell-Lymphom akzeptierbar, wenn eine centrocytenartige Mukosa-B-Zell-Komponente auffindbar ist.

von hellen centrocytenartigen Zellen mit initialer Aussparung von B-Zell-Follikeln [27]. In bis zu einem Drittel der Fälle ist eine Differenzierung der Tumorzellen in Richtung Plasmazellen erkennbar. Die wichtigsten immunologischen Merkmale der Magen-Darm-B-Zell-Lymphome finden sich in Tabelle 8. Die immunphänotypische Ähnlichkeit des „centrocyte-like" Lymphomtyps mit Marginalzonenzellen einschließlich der konstanten Expression von IgM spricht dafür, daß sich diese Neoplasie von antigenreaktiven Mukosa-B-Zellen ableitet. Aus Verlaufsuntersuchungen und herdförmiger großzelliger Transformation ist abzuleiten, daß die centrocytenartigen Mukosa-B-Zell-Lymphome in hochmaligne großzellige Lymphome übergehen können [35]. Eine solche Transformation scheint oft mit dem Verlust von IgM-Produktion und dem Erwerb des Ki-B3-Antigens einherzugehen. Dies impliziert, daß viele primär großzelligen Lymphome des Magen-Darm-Traktes wahrscheinlich Neoplasien aktivierter Mukosa-B-Zellen darstellen. Diese Hypothese läßt sich allerdings z. Zt. noch nicht immunphänotypisch untermauern, da noch keine Mukosa-B-Zell-spezifischen antigenen Marker bekannt sind. Als weiteres sicheres Mukosa-B-Zell-Lymphom gilt das mediterrane B-Zell-Lymphom, das meist mit einer Sekretion von Alpha-Ketten einhergeht und deshalb auch unter dem Namen Alphaketten-Krankheit bekannt ist. Auch das im Magen-Darm-Bereich auftretende Burkitt-Lymphom könnte von Mukosa-B-Zellen ausgehen. Dagegen stellt das meist im Ileum unter dem Bilde einer lymphomatösen Polypose vorkommende kleinzellige Lymphom ein echtes centrocytisches Lymphom dar, denn es weist ein identisches Antigenprofil wie die centrocytischen Lymphome der Lymphknoten auf.

Andere Mukosa-B-Zell-Lymphome

Das Studium extranodaler B-Zell-Lymphome der Speicheldrüse, der Schilddrüse und der Lunge ergab, daß lymphatische Neoplasien in diesen Organen oft Herde von centrocytenartigen Zellen und außerdem lymphoepitheliale Läsionen aufwiesen [13, 15]. Auch eine Differenzierung der centrocytenartigen Tumorzellen in Richtung Plasmazellen war in einem Drittel der Fälle zu beobachten. Damit ähneln diese Lymphome morphologisch den Magen-Darm-Mukosa-B-Zell-Lymphomen. Auch bezüglich der Ausbreitung besteht Ähnlichkeit. Wie die primären Darm-Mukosa-B-Zell-Lymphome neigen auch die B-Zell-Lymphome der Speicheldrüse, der Schilddrüse und der Lungen eher zu lokalen Rezidiven als zur Bildung von Metastasen. Der Grund hierfür könnte in der Expression spezieller „Homing-Rezeptoren“ liegen. Über die endgültige Zuordnung der centrocytenartigen Lymphome der Speicheldrüsen, Lunge und Schilddrüse zu den Magen-Darm-Mukosa-B-Zell-Lymphomen sind weitere immunhistologische Untersuchungen unter Verwendung von Darm-Mukosa-B-Zellen-spezifischen Antikörpern notwendig. Solche Antikörper sind bisher allerdings noch nicht aufgefunden worden.

Hodgkin-Lymphome

Hodgkin-Lymphome unterscheiden sich von Non-Hodgkin-Lymphomen im wesentlichen dadurch, daß beim Hodgkin-Lymphom den Tumorzellen nichtneoplastische Zellen verschiedener Art in großer Menge beigemischt sind und somit Tumorzellen nur die Minderheit im befallenen Gewebe ausmachen. Das morphologische Spektrum der Tumorzellen ist sehr groß, die klassischen Ausprägungsformen mit ihren großen Nukleolen und breitem hellem Zytoplasma sind aber sehr charakteristisch (Abb. 6, 7). Die bei Hodgkin-Lymphomen vorkommenden Tumorzellen sind nicht spezifisch für diese Erkrankung, denn sie können auch in unterschiedlicher Zahl bei einigen Non-Hodgkin-Lymphomen vorkommen. Die Diagnose eines Hodgkin-Lymphoms stützt sich somit auf den Nachweis von charakteristischen Tumorzellen (das sind Hodgkin- und Sternberg-Reed-Zellen) *und* eines charakteristischen zellulären Hintergrunds. Besonders kennzeichnend für die Hodgkin-Lymphome ist die rosettenartige Umlagerung der Tumorzellen mit T-Lymphozyten.

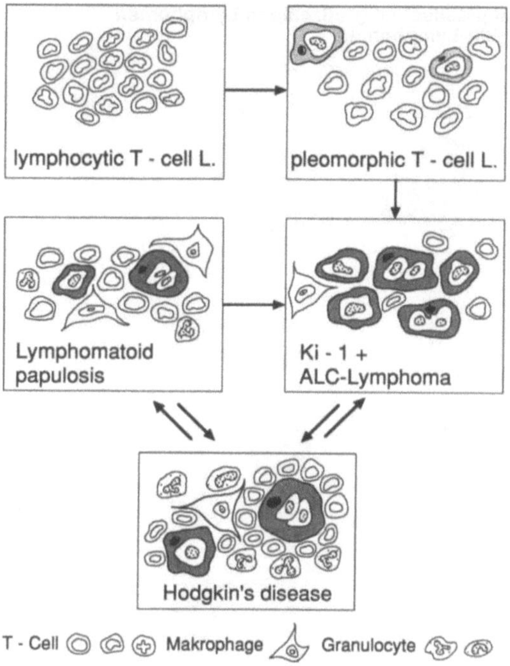

Abb. 6 Schematische Darstellung der zellulären Zusammensetzung verschieden differenzierter T-Zell-Lymphome am Beispiel lymphocytischer und pleomorpher T-Zell-Lymphome, der lymphomatoiden Papulose, der Ki-1-positiven anaplastischen großzelligen (ALC) Lymphome und der Hodgkin-Lymphome sowie deren mögliche Transformation ineinander (Pfeile). Grau = Expression des Ki-1 (CD30) Antigens.

Je nach Ausprägung des zellulären Hintergrundsbildes hat sich die histologische Unterteilung in 4 Typen durchgesetzt:

- lymphozytenreicher Typ (LP-HD)
- nodulär-sklerosierender Typ (NS-HD)
- gemischtzelliger Typ (MC-HD) und
- lymphozytenarmer Typ (LD-HD).

Die immunhistologische Analyse der Hodgkin-Lymphome ergab eine konstante Expression mehrerer Aktivationsmarker (Ki-1 (CD30), Ki-24 (CDw70), CD25) durch die Tumorzellen aller histologischen Subtypen bei Abwesenheit von antigenen und enzymatischen Markern für Makrophagen, interdigitierende Retikulumzellen und follikuläre dendritische Retikulumzellen [29, 30, 32].

Die Korrelation detaillierterer immunhistologischer Befunde [5, 33] mit den histologischen Typen der Hodgkin-Lymphome (Tabelle 9) ergab, daß sich der

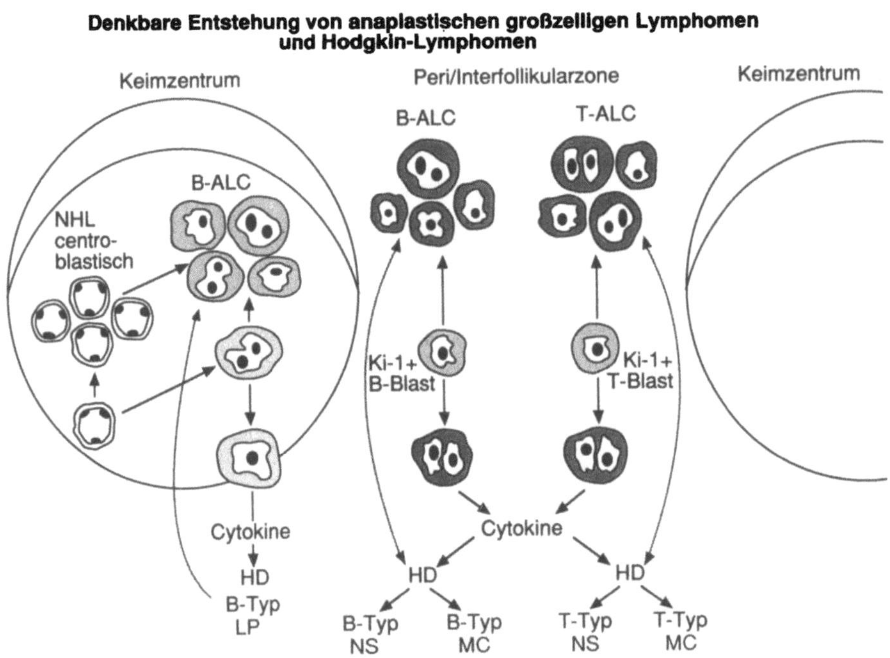

Abb. 7 Denkbare Entstehung von anaplastischen großzelligen Lymphomen und Hodgkin-Lymphomen.
NHL = Non-Hodgkin-Lymphon; B-ALC = Ki-1-positives anaplastisches großzelliges B-Zell-Lymphom; T-ALC = Ki-1-positives anaplastisches großzelliges T-Zell-Lymphom; HD = Hodgkin's disease, LP = lymphocyte-predominant, NS = nodulär sklerosierend, MC = mixed cellularity. Schraffierte Pfeile = mögliche Übergänge; hellgrau = geringe Ki-1-Antigen-Expression, mittelgrau = mittelstarke Ki-1-Antigen Expression, dunkelgrau = starke Ki-1-Antigen-Expression.

lymphozytenreiche Typ (LP-HD) durch Expression von B-Zell-Markern (J-Ketten, L26, LN1) von den nicht-lymphozytenreichen Typen (Non-LP-HD) deutlich unterscheidet, daß aber zwischen den Non-LP-HD-Formen keine konstanten antigenen Markerunterschiede bestehen. Die fast regelmäßige Anwesenheit eines ausgedehnten Maschenwerks von FDC bei den LP-HD läßt schließen, daß es sich bei dieser Hodgkin-Lymphomform um eine Neoplasie besonders differenzierter B-Zellen der Keimzentren und damit um eine einheitliche Krankheitsentität handelt. Da bei den Non-LP-HD-Formen die Tumorzellen fast ausschließlich peri- und interfollikulär – analog zu den normalen Ki-1-Blasten – verteilt sind, ist die Annahme berechtigt, daß diese Hodgkin-Formen von den perifollikulären Ki-1-Blasten ausgehen. Zu dieser Annahme paßt auch der Befund, daß sich in bis zu einem Drittel der Non-LP-

Tabelle 9 Immunhistologische Unterschiede zwischen lymphozytenreichen (LPHD) und nicht-lymphozytenreichen (non-LPHD) Formen des Morbus Hodgkin

Merkmale	LPHD	non-LPHD
Expression in Tumorzellen		
von J-Ketten	+*	–
L26	+*	–*
LN-1	+*	–*
CD15	–*	+*
CD30 (Ki-1)	±	+
Ki-24	±	+
CDw70 (Ki-24)	∓	±
CD2	–	∓
CD3	–	∓
CD4	–	∓
CD8	–	∓
B-Zell-Herde in Form von PTKZ[a]	+	–
Große Herde von FDC[b]	+	–
Tumorzellen in den B-Zell-Zonen	+	–
Tumorzellen am Rande der B-Zonen oder in der T-Zell-reichen Zone	–	+

* mit seltenen Ausnahmen
[a] progressiv transformierte Keimzentren
[b] follikuläre dendritische Zellen

HD an deren Tumorzellen entweder B-Zell-Antigene oder T-Zell-Antigene [33, 7] nachweisen lassen. Denn auch die perifollikulären Ki-1-Blasten sind heterogen: Ein Teil trägt B-Zell-Antigene, ein anderer T-Zell-Antigene, und ein dritter scheint B- und T-Zell-Antigen negativ.

Beziehung zwischen Hodgkin-Lymphomen und anaplastischen großzelligen (ALC) Lymphomen

Da sich auch die Ki-1-positiven B-ALC- und T-ALC-Lymphome mit großer Wahrscheinlichkeit von den peri/interfollikulären Ki-1-Blasten herleiten (Abb. 7), stellt sich die Frage nach dem Unterschied zwischen den ALC-Lymphomen und den Hodgkin-Lymphomen. Die Differenz zwischen den Tumorzellen der Hodgkin-Lymphome und denen der ALC-Lymphome ist somit nicht in einer unterschiedlichen Herkunft, sondern eher in einer unterschiedlichen Differenzierung der Tumorzellen zu suchen. Der einzig konstante Unterschied zwischen den Hodgkin-Lymphomen und den ALC-Lymphomen ist die dichte Beimischung nicht-neoplastischer Zellen bei den Hodgkin-Lymphomen. Eine plausible Erklärung für die Anwesenheit dieser nicht-neoplastischen Zellen bei den Hodgkin-Lymphomen ist, daß die Hodgkin- und Sternberg-Reed-Zellen Cytokine sezernieren, die die Anwesenheit der nicht-neoplastischen Zellen induzieren (Abb. 7, Tabelle 10). Es gibt außer den Hodgkin-Lymphomen auch einige Non-Hodgkin-Lymphome, die mit einer großen Zahl nicht-neoplastischer Zellen assoziiert sind. Es sind dies das Lennert's Lymphom, bei dem Makrophagen vom epitheloidzelligen Typ die Hauptmasse des Zellinfiltrats darstellen, sowie die lymphoplasmozytoiden Lymphome und B-immunoblastischen Lymphome mit einem hohen Gehalt an epitheloidzelligen Makrophagen und das T-Zell-Lymphom vom angioimmunoblastischen Typ, das mit einer Vermehrung von HEV, follikulären dendritischen Zellen und vielen reaktiven T-Zellen einhergeht. Allen diesen „gemischtzelligen" Lymphomen ist gemeinsam, daß sie Tumorzellen mit Aktivationsantigenen enthalten. Vorläufer-B-und-T-Zell-Lymphome oder periphere T-Zell-Lymphome ohne Expression von Aktivationsmarkern weisen entweder keine oder nur wenige beigemischte nicht-neoplastische Zellen auf (Tabelle 10). Diese Beobachtung paßt sehr gut zu den Erkenntnissen der immunologischen Grundlagenforschung, daß nämlich nur aktivierte B- oder aktivierte T-Zellen zu einer nennenswerten Cytokinsekretion befähigt sind. Damit bleibt die Frage offen, warum nicht sämtliche Lymphome aktivierter lymphatischer Zellen mit einer dichten Beimischung nicht-maligner Zellen vergesellschaftet sind. Die einfachste Antwort stellt die Annahme dar, daß bei den Lymphomen aktivierter lymphatischer Zellen ohne nennenswerte Beimischung nicht-maligner Zellen eine Cytokinsekretion nicht oder nur in geringem Maße stattfindet. Auch nicht jede physiologisch aktivierte lymphatische Zelle dürfte Cytokine sezernieren.

Klinische Bedeutung der vorgestellten Systematik der malignen Lymphome

Die vorgenommene Klassifikation der malignen Lymphome aufgrund der Zuordnung der lymphatischen Neoplasien zu normalen Subpopulationen und deren Differenzierungsformen macht eine übergeordnete Gruppierung nach Malignitätsgrad unmöglich. Dies ist unseres Erachtens kein Nachteil, weil aus der Zuordnung und der Bezeichnung der malignen Lymphome der Malignitätsgrad ablesbar ist. Sämtliche Lymphome der Vorläuferzellen (lymphoblastische Lymphome) sowie die Lymphome der aktivierten lymphatischen Zellen zeigen

Tabelle 10 Die Morphologie maligner Lymphome in Beziehung zur normalen Lymphozytendifferenzierung

Zell-Typ	Ki-1 (CD 30)	Cytokine	Beimischung nichtneoplastischer Zellen	Morphologie des Lymphoms
Vorläufer-B- oder -T-Zellen	–	nicht sezernierend	keine oder wenig →	NHL, lymphoblastisch
Ruhende, antigenreaktive B- oder T-Zellen	–	nicht sezernierend	keine oder wenig →	NHL, lymphocytisch
Aktivierte B- oder T-Zellen →	+	wenig oder nicht sezernierend	wenig →	CB-CC L. Pleomorphes T-Zell-L. CB-L./B-IB-L. T-IB L. ALC L.
Aktivierte B- oder T-Zellen →	+	sezernierend	ausgeprägt →	Hodgkin-Lymphome Lennert's Lymphom AILD-T-Zell-Lymphom
B- oder T-Effektorzellen	–	nicht sezernierend	keine oder wenig →	Plasmozytom

mit Ausnahme des centroblastisch-centrocytischen Lymphoms eine hohe proliferative Aktivität und sind hochmaligne, während die von den antigenreaktiven ruhenden Lymphozyten ausgehenden Lymphome eine kleine Wachstumsfraktion besitzen und sich niedrigmaligne verhalten. Auch macht die vorgeschlagene Neuordnung keine Änderungen in der Abgrenzung etablierter Lymphomtypen oder -gruppen notwendig. Das heißt, die bisher erarbeiteten klinischen Charakteristika für die einzelnen Lymphomentitäten bleiben gültig.

Verschlüsselungscode der malignen Lymphome

Die bisher zur Verfügung stehenden Verschlüsselungscodes der malignen Lymphome sind so veraltet, daß sie auch durch erhebliche Modifikationen nicht an den neuen Erkenntnisstand zu adaptieren sind. Aus diesem Grunde haben wir einen neuen Verschlüsselungscode erarbeitet, der in Tabelle 11 vorgestellt wird. Der Zahlencode ist in seiner Struktur an die ICD-O (International classification of diseases for oncology) angelehnt: Die ersten 4 Ziffern codieren die morphologische Veränderung (d.h. die Lymphomentität), die 5. Ziffer die Dignität (in diesen Fällen stets 3 = maligne). Zur Abgrenzung vom Morphologieschlüssel der ICD-O, der im entsprechenden numerischen Bereich das gesamte Spektrum menschlicher Neoplasien beinhaltet, setzen wir in unserem Schlüssel jedem Zahlencode den zusätzlichen Code „HLS" (für haemolymphatisches System) als Kennzeichen für den besonderen Schlüsseltyp voran. Der Schlüssel hat den Vorteil, problemlos entsprechend neuer Erkenntnisse erweitert und modifiziert werden zu können. In Parallele zu allen nicht lymphomatösen Tumoren kann durch Anhängen einer weiteren Zahl an den Code der Malignitätsgrad für jeden Lymphomtyp angegeben werden, wobei 1 = niedrig maligne, 2 = intermediär maligne und 3 = hoch maligne ist.

Tabelle 11 Verschlüsselungscode maligner Lymphome

HLS	80 003	malignes Lymphom
	80 103	Non-Hodgkin-Lymphom (NHL)
	80 203	*Non-Hodgkin-Lymphome der B-Zell-Reihe (B-NHL)*
	80 303	*Lymphome von Vorläufer-B-Zellen*
	80 403	lymphoblastisches Lymphom SIg-negativ (Prä-B)
	80 503	lymphoblastisches Lymphom SIg-positiv
	80 703	*Lymphome von peripheren B-Zellen*

Tabelle 11 Verschlüsselungscode maligner Lymphome (Fortsetzung)

80 803	Lymphome von ruhenden, antigenreaktiven B-Zellen
80 903	chronische lymphatische Leukämie (B-CLL)
81 003	prolymphozytische Leukämie (B-PLL)
81 103	zentrozytisches (small cleaved FCC) Lymphom (CC)
81 203	multiple zentrozytische Polypose des Intestinum
81 303	kleinzelliges B-NHL, nicht weiter typisiert
81 503	Lymphome von aktivierten B-Zellen
81 603	Lymphome von Keimzentrumszellen
81 703	zentroblastisch-zentrozytisches Lymphom (CB-CC)
82 103	zentroblastisches (large non-cleaved FCC) Lymphom (CB)
82 603	NHL vom zentroblastisch-immunoblastischen Mischtyp (entsprechend dem polymorphen CB-Lymphom)
82 803	immunoblastisches B-NHL (B-IB)
83 003	anaplastisches großzelliges Lymphom, meistens Ki-1^+ (B-ALC)
83 203	B-ALC primär
83 403	B-ALC sekundär
83 803	großzelliges B-NHL, nicht weiter typisiert
84 003	Lymphome der Plasmazellreaktion
84 103	plasmoblastisches Lymphom
84 203	LP-Immunozytom
84 303	LP-Immunozytom, lymphoplasmozytisch
84 403	LP-Immunozytom, lymphoplasmozytoid
84 503	LP-Immunozytom, polymorph
84 803	multiples Myelom
84 903	nodales Plasmozytom
85 003	extranodales und extramedulläres Plasmozytom
	Andere B-Zell-Lymphome
85 203	Burkitt-Lymphom
85 403	Haarzellenleukämie
85 603	primäres B-Zell-Lymphom des Mediastinums
85 803	B-Zell-Lymphom des Mukosa-assoziierten lymphatischen Gewebes (B-Maltom)
86 203	*Non-Hodgkin-Lymphome der T-Zell-Reihe (T-NHL)*
86 303	*Lymphome von Vorläufer-T-Zellen*
86 403	lymphoblastisches Lymphom vom Präthymozyten-Typ
86 503	lymphoblastisches Lymphom vom frühen Thymozyten-Typ
86 603	lymphoblastisches Lymphom vom „common“ Thymozyten-Typ
86 703	lymphoblastisches Lymphom vom späten Thymozyten-Typ

Tabelle 11 Verschlüsselungscode maligner Lymphome (Fortsetzung)

86 903	*Lymphome von peripheren T-Zellen*
87 003	Lymphome von ruhenden, antigenreaktiven T-Zellen
87 103	prolymphozytische Leukämie (T-PLL)
87 203	chronische lymphatische Leukämie (T-CLL)
87 303	kutanes T-Zell-Lymphom (Mycosis fungoides und Sézary-Syndrom)
87 503	kleinzelliges T-NHL, nicht weiter typisiert
87 703	Lymphome von teilweise aktivierten T-Zellen
87 803	pleomorphes T-Zell-Lymphom
88 003	adulte T-Zell-Leukämie/Lymphom (HTLV-I pos.) (ATL)
88 203	angioimmunoblastisches Lymphom (AILD)
88 403	lymphoepitheloides (Lennert's) Lymphom
88 603	Lymphome von aktivierten T-Zellen
88 803	immunoblastisches T-NHL (T-IB)
89 003	anaplastisches großzelliges Lymphom, meistens Ki-1$^+$ (T-ALC)
89 203	T-ALC primär
89 403	T-ALC sekundär
89 603	großzelliges T-NHL, nicht weiter typisiert
	Andere T-Zell-Lymphome
89 803	T-Zell-Lymphom des Mukosa-assoziierten lymphatischen Gewebes (T-Maltom)
90 203	B/T Hybrid-Lymphom
90 403	NHL vom Null-Zell-Typ
90 603	anaplastisches großzelliges (ALC) Lymphom vom Null-Zell-Typ
	Hodgkin-Lymphome
91 003	Morbus Hodgkin (HD)
91 203	Morbus Hodgkin, lymphozytenreich (LP)
91 603	Morbus Hodgkin, noduläre Sklerose (NS)
92 003	Morbus Hodgkin, Mischtyp (MC)
92 203	Morbus Hodgkin, lymphozytenarm (LD)

Literatur

[1] Backe, E. et al.: Ber-MAC 3: A new monoclonal antibody that defines a monocyte/macrophage antigen involved in the phagocytosis-induced chemiluminescence (eingereicht).

[2] Bofill, M., G. Janossy, D. Janossy et al.: Human B cell development II. Subpopulations in the human fetus. J. Immunol. **134** (1985) 1531–1538.
[3] Brenner, M. B., J. Mclean, H. Scheft et al.: Characterization and expression of the human alpha-beta T cell receptor by using a framework monoclonal antibody. J. Immunol. **138** (1987) 1502–1509.
[4] Cerf-Bensussan, N., A Jarry, N. Brousse et al.: A monoclonal antibody (HML-1) defining a novel membrane molecule present on human intestinal lymphocytes. Eur. J. Immunol. **17** (1987) 1279–1285.
[5] Chittal, S. M., C. Caveriviere, R. Schwarting et al.: Monoclonal antibodies in the diagnosis of Hodgkin's disease. The search for a rational panel. Am. J. Surg. Pathol. **12(1)** (1988) 9–21.
[6] Fairley, N. H., F. P. Mackiew: Clinical and biochemical syndrome in lymphadenoma and allied diseases involving mesenteric lymph glands. Brit. Med. J. **1** (1937) 375.
[7] Falini, B., H. Stein, S. Pileri et al.: Expression of lymphoid-associated antigens on Hodgkin's and Sternberg-Reed cells of Hodgkin's disease. An immunocytochemical study on lymph node cytospins using monoclonal antibodies. Histopathology **11** (1987) 1229–1242.
[8] Feller, A., M. R. Parwaresch, H. Stein et al.: Immunophenotyping of T-lymphoblastic lymphoma/leukemia: Correlation with normal T-cell maturation. Leukemia Res. **10** (1986) 1025–1031.
[9] Feller, A. C., H. H. Wacker, G. Moldenhauer et al.: Monoclonal antibody Ki-B3 detects a formalin-resistant antigen on normal and neoplastic B cells. Blood **70** (1987) 629–636.
[10] Flavell, D. J., D. B. Jones, D. H. Wright: Identification of tissue histiocytes on paraffin sections by a new monoclonal antibody. J. Histochem. Cytochem. **35** (1987) 1217–1226.
[11] Gerdes, J., U. Schwab, H. Lemke et al.: Production of a mouse monoclonal antibody reactive with a human nuclear antigen associated with cell proliferation. Int. J. Cancer **31** (1983) 13–20.
[12] Gerdes, J., H. Lemke, H. Baisch et al.: Cell cycle analysis of a cell proliferation associated human nuclear antigen defined by the monoclonal antibody Ki-67. J. Immunol. **133** (1984) 1710–1715.
[13] Hyjek, E., W. J. Smith, P. G. Isaacson: Primary B cell lymphoma of salivary glands and its relationship to myoepithelial sialadenitis (MESA) (Im Druck, 1988).
[14] Isaacson, P. G., D. H. Wright: Intestinal lymphoma associated with malabsorption. Lancet **I** (1978) 67–70.
[15] Isaacson, P. G., K. A. Maclennan, S. G. Subbuswamy: Multiple lymphomatous polyposis of the gastrointestinal tract. Histophathology **8** (1984) 641–656.
[16] Isaacson, P. G., N. T. J. O'Connor, J. Spencer et al.: Malignant histiocytosis of the intestine: A T cell lymphoma. Lancet **II** (1985) 688–691.
[17] Kelly, P. M. A., E. Bliss, J. A. Morton et al.: A monoclonal antibody (EBM11) with high cellular specifity for human macrophages. J. Clin. Pathol. **41** (1988) 510–515.
[18] Lennert, K.: Lymphknoten. Diagnostik in Schnitt und Ausstrich. In: O. Lubarsch, F. Henke, R. Rössle et al. (Hrsg.): Handbuch der speziellen pathologischen Ana-

tomie und Histologie 1,3A. Bandteil A: Cytologie und Lymphadenitis. Springer, Berlin – Göttingen – Heidelberg 1961.

[19] Levit, L. J., A. C. Aisenberg, N. L. Harris et al.: Primary non-Hodgkin's lymphoma of the mediastinum. Cancer **50** (1982) 2486 – 2492.

[20] Norton, A. J., A. D. Ramsay, S. H. Smith et al.: Monoclonal antibody (UCHL1) that recognizes normal and neoplastic T cells in routinely fixed tissues. J. Clin. Pathol. **39** (1986) 399 – 405.

[21] Norton, A. J., P. G. Isaacson: Monoclonal antibody L26: an antibody that is reactive with normal and neoplastic B lymphocytes in routinely fixed and paraffin wax-embedded tissue. J. Clin. Pathol. **40** (1987) 1405 – 1412.

[22] Pulford, K. A. F., B. Falini, A. Heryet et al.: 4KB5, a new monoclonal anti-B-cell antibody for the routine diagnosis of lymphoid tissue biopsies. In: A. J. McMichael (ed.): Leucocyte Typing III. Oxford University Press, Oxford – New York – Tokyo 1987.

[23] Pulford, K. A. F., E. Rigney, K. J. Micklem et al.: KP1: a new monoclonal antibody that detects a monocyte/macrophage-associated antigen in routinely processed tissue sections. J. Clin. Pathol. **44** (1989, in press).

[24] Schwarting, R., J. Gerdes, H. Stein: BER-H2: a new monoclonal antibody of the Ki-1 family for the detection of Hodgkin's disease in formaldehyde-fixed tissue sections (A2.13). In: A. J. McMichael (ed.): Leucocyte Typing III, White Cell Differentiation Antigens, pp. 574 – 575. Oxford University Press, Oxford – New York – Tokyo 1987.

[25] Spencer, J., T. Finn, P. G. Isaacson: Human Peyer's patches: an immunohistochemical study. Gut **27** (1986) 405 – 410.

[26] Spencer, J., T. T. MacDonald, T. Finn et al.: The development of gut-associated lymphoid tissue in the terminal ileum of the fetal human intestine. Clin. Exp. Immunol. **64** (1986) 536 – 543.

[27] Spencer, J., P. G. Isaacson: Immunology of gastrointestinal lymphoma. Baillière's Clin. Gastroenterol. **1.3** (1987) 605 – 621.

[28] Spencer, J., N. Cerf-Bensussan, A. Jarry et al.: Enteropathy-associated T cell lymphoma (malignant histiocytosis of the intestine) is recognized by a monoclonal antibody (HML-1) that defines a membrane molecule on human mucosal lymphocytes. Amer. J. Path. **132** (1988) 1 – 5.

[29] Stein, H., J. Gerdes, U. Schwab et al.: Identification of Hodgkin and Sternberg-Reed cells as a unique cell type derived from a newly detected small cell population. Int. J. Cancer **30** (1982) 445 – 459.

[30] Stein, H., J. Gerdes, U. Schwab et al.: Evidence for the detection of the normal counterpart of Hodgkin's and Sternberg-Reed cells. Haematological Oncology **1** (1983) 21 – 29.

[31] Stein, H., K. Lennert, A. C. Feller et al.: Immunohistological analysis of human lymphoma: Correlation of histological and immunological categories. Advances in Cancer Research **42** (1984) 67 – 147.

[32] Stein, H., D. Y. Mason, J. Gerdes et al.: The expression of the Hodgkin's disease associated antigen Ki-1 in reactive and neoplastic lymphoid tissue. – Evidence that Reed-Sternberg cells and histiocytic malignancies are derived from activated lymphoid cells. – Blood **66** (1985) 848 – 858.

[33] Stein, H., M. L. Hansmann, K. Lennert et al.: Reed-Sternberg and Hodgkin cells in lymphocyte-predominant Hodgkin's disease of nodular subtype contain J chain. Amer. J. clin. Path. **86** (1986) 292–297.

[34] Stein, H., J. Gerdes, R. Schwarting et al.: Three new lymphoid activation antigens (A2.12). In: A. J. McMichael (ed.): Leucocyte Typing III, White Cell Differentiation Antigens, p. 574. Oxford University Press, Oxford–New York–Tokyo 1987.

[35] Stein, H., F. Dallenbach, D. Dienemann: Differenzierungslinien physiologischer und maligner Zellen des lymphatischen Systems. Verh. Dtsch. Ges. Path. **72** (1988) 57–85.

[36] Stein, H., D. Dienemann, M. Sperling et al.: Identification of a T cell lymphoma category derived from intestinal mucosa-associated T cells. Lancet (1988) 1053–1054.

Hodgkin-Lymphome: Parallelen zu den Non-Hodgkin-Lymphomen im therapeutischen Vorgehen

M. Pfreundschuh

Zusammenfassung

Die Hodgkin- und Non-Hodgkin-Lymphome sind bösartige Neoplasien, die im lymphatischen Gewebe entstehen. Während die Hodgkin-Lymphome eine klinisch und prognostisch recht eng umschriebene Entität darstellen, verhalten sich die Non-Hodgkin-Lymphome sehr heterogen. Daher hängt die Therapiestrategie bei den Non-Hodgkin-Lymphomen vor allem vom histologischen Subtyp ab. Bei den Hodgkin-Lymphomen dagegen orientiert sich die Therapieentscheidung vorwiegend an der anatomischen Ausbreitung der Erkrankung, dem Vorhandensein bestimmter klinischer Symptome und speziellen Risikofaktoren. Parallelen im therapeutischen Vorgehen ergeben sich aus der vergleichbar hohen Sensibilität der Non-Hodgkin-Lymphome hoher Malignität und der Hodgkin-Lymphome gegenüber Strahlentherapie und einem ähnlichen Spektrum wirksamer zytotoxischer Substanzen. Die Entwicklung der kurativ intentionierten Chemotherapie bei den hochmalignen Non-Hodgkin- und den Hodgkin-Lymphomen durchlief ähnliche Stadien von Monotherapie und Polychemotherapie-Schemata der ersten, zweiten und dritten Generation. Unterschiede in den angewandten Schemata sind eher historisch begründet und beruhen weniger auf experimentell abgesicherten Daten. Erfolgversprechender als die Entwicklung eigenständiger Konzepte für jede der beiden Lymphomgruppen erscheint die wechselseitige Übertragung und Prüfung von erfolgreichen Therapieansätzen.

Ursprung der Hodgkin- und Non-Hodgkin-Lymphome

Bereits am Ende des letzten Jahrhunderts wurde die Lymphogranulomatose oder der Morbus Hodgkin als eigenständiges Krankheitsbild von den Lymphosarkomen abgetrennt. Nach der Beobachtung zu Beginn dieses Jahrhunderts, daß das lymphatische Gewebe hauptsächlich aus zwei Zelltypen aufgebaut ist, nämlich aus Histiozyten und lymphatischen Zellen, entwickelte sich das Konzept, daß lymphatische Neubildungen sich aus einer dieser beiden Zellarten entwickeln. Diese Anschauung fand auch in der Rappaportschen

Klassifikation der Lymphome ihren Ausdruck, nach der noch heute in den USA viele Pathologen ihre Lymphome beurteilen und Kliniker ihre Therapiestrategien entwickeln. Zu Beginn der siebziger Jahre konnte gezeigt werden, daß sich Lymphozyten entwicklungsphysiologisch, funktionell und immunologisch in zwei Gruppen einteilen lassen: die aus dem Thymus stammenden T-Lymphozyten und die aus dem Knochenmark stammenden B-Lymphozyten. Diese Zellen können zu Ursprungszellen von B- und T-Lymphomen werden. Gleichzeitig wurde durch immunologische Untersuchungen aber auch klar, daß die meisten früher als „histiozytisch" bezeichneten Lymphome (in der Literatur auch als Retikulumzell-Sarkome bezeichnet) in Wirklichkeit lymphatischer Abstammung sind, und sich meist von B-Lymphozyten, seltener von T-Lymphozyten ableiten.

Im Gegensatz zu den Non-Hodgkin-Lymphomen wird die Ursprungszelle der Hodgkin-Lymphome bis zum heutigen Zeitpunkt kontrovers gesehen. In den letzten Jahren wurde u.a. ihre Abstammung von B-Zellen, Makrophagen, dendritischen Retikulumzellen, interdigitierenden Retikulumzellen und myelomonozytären Vorläuferzellen diskutiert [1]. Neuere Untersuchungsmethoden, insbesondere die Entwicklung monoklonaler Antikörper [2, 3], haben in den achtziger Jahren ein neues Licht auf den Ursprung der Hodgkin-Lymphome geworfen. Wenn auch noch nicht alle Argumente für einen nichtlymphatischen Ursprung der Hodgkin-Lymphome entkräftet sind, so darf man heute doch davon ausgehen, daß die große Mehrheit der Hodgkin-Lymphome ihren Ausgang in Lymphozyten hat. Vor allem die Untersuchungen von Stein und Mitarbeitern [4] mit dem Hodgkin- und Reed-Sternberg-assoziierten monokonalen Antikörper Ki-1 deuten darauf hin, daß die Hodgkin-Lymphome in den meisten Fällen von aktivierten T-Lymphozyten, seltener auch von B-Lymphozyten abgeleitet werden können. Die kategorische Abtrennung der Hodgkin-Lymphome von den übrigen, den Non-Hodgkin-Lymphomen, erscheint entwicklungsphysiologisch fraglich.

Es stellt sich daher die Frage, ob die klinische Trennung in Hodgkin-Lymphome und Non-Hodgkin-Lymphome noch sinnvoll ist. Im folgenden wollen wir untersuchen, ob und wo klinische Parallelen zwischen Non-Hodgkin- und Hodgkin-Lymphomen zu finden sind und ob eine klinisch einheitliche Betrachtungsweise aller Lymphome von Vorteil sein könnte.

Biologie der Hodgkin- und Non-Hodgkin-Lymphome

Lennert und seine Kieler Arbeitsgruppe teilen die Non-Hodgkin-Lymphome nach der Zellqualität („Zyten" oder „Blasten") und der Wachstumsdynamik in der „Kieler Klassifikation" in die zwei Hauptgruppen der Non-Hodgkin-

Lymphome von niedriger und hoher Malignität ein [5]. Die klinische und prognostische Bedeutung dieser Einteilung konnte in mehreren Studien belegt werden [6].

„Niedrig maligne“ Non-Hodgkin-Lymphome haben einen weniger malignen Spontanverlauf. Sie können in den (relativ selten anzutreffenden) lokalisierten Stadien I–II durch die Strahlentherapie unter Umständen geheilt werden; in fortgeschrittenen Stadien gibt es für diese Lymphomgruppe bis auf einzelne bestimmte Ausnahmen jedoch keine kurative Therapie mehr.

Dagegen haben die Non-Hodgkin-Lymphome von hohem Malignitätsgrad einen rasch fatalen Spontanverlauf; sie können aber auch in fortgeschrittenen Stadien noch zu einem hohen Prozentsatz geheilt werden.

Biologisch stehen die Hodgkin-Lymphome den Non-Hodgkin-Lymphomen hoher Malignität recht nahe. Zwar ist der Spontanverlauf der Hodgkin-Lymphome günstiger als der der meisten Non-Hodgkin-Lymphome hoher Malignität. Das klinische Ansprechen auf eine Strahlentherapie in den begrenzten und eine Chemotherapie in den fortgeschrittenen Stadien mit vergleichsweise hohen Heilungsraten stellt die Hodgkin-Lymphome in der Klinik in enge Nachbarschaft zu den Non-Hodgkin-Lymphomen hoher Malignität. Parallelen im therapeutischen Ansatz finden sich daher fast ausschließlich zwischen den Hodgkin-Lymphomen und Non-Hodgkin-Lymphomen hoher Malignität.

Therapiestrategien bei Hodgkin- und Non-Hodgkin-Lymphomen

Die Therapiestrategie richtet sich bei den Non-Hodgkin-Lymphomen in erster Linie nach dem Malignitätsgrad und erst dann nach dem Ausbreitungsstadium des Lymphoms. Daher ist die histologische Subtypisierung der Non-Hodgkin-Lymphome nach der Kiel-Klassifikation der wichtigste Parameter für eine Therapieentscheidung.

Die Therapie bei den Non-Hodgkin-Lymphomen niedriger Malignität beinhaltet (von den selten anzutreffenden niedrigen Stadien abgesehen, s. o.) praktisch immer eine Chemotherapie. Die Therapieintention ist lediglich palliativ mit dem Ziel, Beschwerden zu lindern, und hat keinen nachweisbaren Einfluß auf die Überlebenszeit der Patienten. Dagegen ist die vorrangige Therapieform der Non-Hodgkin-Lymphome hoher Malignität, außer bei ganz frühen Stadien bestimmter Entitäten (Zentroblastom, Immunoblastom), die intensive Chemotherapie mit oder ohne Ergänzung durch eine Strahlentherapie. Risikofaktoren, die bestimmte Patienten innerhalb eines nach dem Ann-Arbor-System klassifizierten Stadiums definieren (z. B. Anämie, Thrombozytopenie, eine hohe

LDH), sind zwar bekannt, haben bisher jedoch nicht zu einem differentialtherapeutischen Vorgehen geführt.

Die Hodgkin-Lymphome stellen im Gegensatz zu den Non-Hodgkin-Lymphomen eine wesentlich homogenere Krankheitsgruppe dar. Die histologische Unterteilung der Hodgkin-Lymphome in lymphozytenreiche nodulär-sklerosierende, gemischtzellige und lymphozytenarme Formen hat seit der Einführung der Chemotherapie nur geringe prognostische Bedeutung. In multivarianten Analysen vieler prospektiver Studien ließ sich der histologische Subtyp nicht als unabhängige prognostische Variable bestätigen. Von entscheidender prognostischer Bedeutung bei den Hodgkin-Lymphomen ist dagegen das Ausbreitungsstadium, das wie bei den Non-Hodgkin-Lymphomen nach den Empfehlungen der Konferenz von Ann Arbor definiert wird. Neben der Unterteilung in die Stadien I – IV mit oder ohne systemische Symptome (A- bzw. B-Stadien) wurden in den letzten Jahren zusätzliche Parameter definiert, die unter bestimmten Therapieformen prognostische Relevanz haben. Hierzu gehören bei einer alleinigen Strahlentherapie eine hohe BSG [7], ein Stadium II mit Befall von drei oder mehr Lymphknotenarealen [8], ein großer Mediastinaltumor [9], ein extranodaler Befall [10] oder ein massiver Milzbefall [11]. In den fortgeschrittenen Stadien lassen sich unter bestimmten Chemotherapieformen neue prognostische Faktoren identifizieren: unter MOPP-Chemotherapie ein hohes Alter [12] oder eine BSG über 80 mm in der ersten Stunde [13].

Stellung der Strahlentherapie

Wie die Hodgkin-Lymphome so zeigen auch die Non-Hodgkin-Lymphome hoher Malignität ein sehr gutes Ansprechen auf eine Strahlentherapie. Allerdings wird eine alleinige Strahlentherapie mit kurativer Intention lediglich in den Stadien I und I_E des zentroblastischen und immunoblastischen Lymphoms empfohlen, bei lymphoblastischen Lymphomen oder ab dem Stadium II reicht eine alleinige Strahlentherapie zur Heilung nicht aus [14].

Das kurative Potential der Strahlentherapie bei den Hodgkin-Lymphomen reicht weiter als bei den Non-Hodgkin-Lymphomen hoher Malignität: in den Stadien I und II des Hodgkin-Lymphoms werden 85 – 95% der Patienten durch eine alleinige Strahlentherapie geheilt. Allerdings sinkt die Heilungsrate beim Hodgkin-Lymphom in den Stadien I und II deutlich ab, wenn bestimmte Risikofaktoren hinzukommen, z. B. ein großer Mediastinaltumor, eine hohe BSG, Befall von drei oder mehr Lymphknotenarealen oder extranodaler Befall [7, 8, 9, 10]. Beim Hodgkin-Lymphom kann man sogar im Stadium IIIA eine alleinige Strahlentherapie vertreten, da Heilungen in 30 – 50% der Fälle noch möglich sind. Zwar ist in diesem Stadium das rezidivfreie Überleben nach alleiniger Strahlentherapie geringer als nach einer Chemotherapie [15], die Gesamtüberlebenszeit unterscheidet sich in beiden Therapiegruppen jedoch nicht signifikant. Allerdings ist beim Vorhandensein bestimmter Risikofaktoren einer Chemotherapie bzw. einer kombinierten Chemo-Radiotherapie der Vorzug zu geben: Befall unterhalb der Mesenterialwurzel (Stadium III_2) oder massiver Milzbefall [11].

Unklar ist die Stellung der Strahlentherapie in den fortgeschrittenen Stadien sowohl bei den Hodgkin- als auch bei den Non-Hodgkin-Lymphomen: Bis auf besondere Kollektive (z. B. mit „bulky disease") fehlen Daten darüber, ob die Ergebnisse der Chemotherapie in diesen Stadien durch eine additive Strahlentherapie verbessert werden können.

Stellung der Chemotherapie

1. Monotherapie

Bis in die fünfziger Jahre dieses Jahrhunderts stellte die Strahlentherapie die einzige Therapiemöglichkeit der malignen Lymphome dar. Die Ära der Chemotherapie begann mit der Einführung der Steroide und der alkylierenden Substanzen Stickstofflost und Chlorambucil. Seither hat sich die Liste der bei den malignen Lymphomen wirksamen Substanzen stetig erweitert: Zu den wirksamen Substanzen gehören aus der Gruppe der Alkylantien Chlorambucil, Cyclophosphamid, Ifosfamid, Procarbazin und Lomustin (CCNU), aus der Gruppe der Antimetaboliten Cytarabin, Methotrexat und Mercaptopurin, aus der Gruppe der Mitosehemmer die Vincaalkaloide Vincristin und Vinblastin sowie Etoposid und aus der Gruppe der Antibiotika Doxorubicin und Bleomycin. Neuere Zytostatika, die in Phase-II-Studien eine Aktivität sowohl gegen Hodgkin- als auch gegen Non-Hodgkin-Lymphome zeigten, sind u. a. Cisplatin, Vindesin, Vinzolidin, Teniposid, 4-Epidoxorubicin, THP-Adriamycin, Aclarubicin, 4-Demethoxyrubicin, Mitoxantron, Bisantren, Amsacrin, Galliumnitrat, Spirogermanium, Mitoguazon, Elliptinium und Celiptium [16]. Dabei zeigten diese Substanzen in Phase-II-Studien bei Hodgkin- und Non-Hodgkin-Lymphomen jeweils sehr ähnliche Ansprechraten.

2. Konventionelle Polychemotherapie

Die zu Beginn der Ära der Chemotherapie durchgeführten Monotherapien hatten lediglich palliative Kapazität. Lebensverlängerungen oder gar Heilungen wurden erst durch die Einführung der Polychemotherapie möglich. Die Ära der Polychemotherapie der malignen Lymphome begann vor zwanzig Jahren mit den bahnbrechenden Erfolgen der Arbeitsgruppe um DeVita am National Cancer Institute mit dem MOPP-Schema bei der Behandlung des Morbus Hodgkin [17]. Allerdings erwies sich das MOPP-Schema bei den Non-Hodgkin-Lymphomen als nicht so erfolgreich. Die weniger günstigen Ergebnisse des MOPP-Schemas bei Non-Hodgkin-Lymphomen, die ihre Ursache sicher auch in der Selektion von Subtypen mit schlechter Prognose hatten, führten zu einer Trennung der Entwicklung der Polychemotherapie-Schemata für Hodgkin- und Non-Hodgkin-Lymphome.

Für Non-Hodgkin-Lymphome entwickelte die Gruppe am NCI aus dem MOPP-Schema das CVP (COP)-Schema [18]. Dabei wurde Mustargen durch Cyclophosphamid ersetzt und auf das im Vergleich weniger wirksame Procarbazin verzichtet. Mit diesem Schema wurden komplette Remissionen von 40% erzielt. Ähnlich wie das MOPP-Schema zur Basis der Polychemotherapie-Schemata des Morbus Hodgkin in den 70er Jahren wurde, bildet COP das Grundgerüst der meisten in jener Zeit für Non-Hodgkin-Lymphome entwikkelten Zystostatikakombinationen, z. B. COMP [19] oder COPP [20].

Eine wesentliche Verbesserung der Therapieergebnisse bei den Non-Hodgkin-Lymphomen wurde durch die Hinzunahme von Doxorubicin in das COP-Schema erzielt. Das CHOP-Schema [21] erreichte ungefähr 40 – 60% komplette Remissionen und somit deutlich bessere Ergebnisse.

Auch bei der Polychemotherapie der Hodgkin-Lymphome erbrachte die Einführung des Anthracyclins Doxorubicin einen Fortschritt. Mit dem ABVD-Schema, das neben Doxorubicin noch Vinblastin, Bleomycin und Dacarbazin enthält, gelang es, bei ungefähr der Hälfte der Hodgkin-Lymphome, die auf MOPP nicht mehr ansprachen, eine Remission zu erzielen [12].

3. *Kombinationstherapie mit raschem Wechsel mehrerer Schemata oder Wirkprinzipien*

Die Fortentwicklung chemotherapeutischer Konzepte bei den Lymphomen erfuhr vor allem durch die Modellberechnungen von Goldie und Coldman [22] neue Impulse. Nach der Hypothese dieser Autoren ist vor allem dann mit einer verbesserten Rate und Dauer von Vollremissionen zu rechnen, wenn alle wirksamen Zytostatika möglichst früh in die Therapie eingebracht werden.

Schemata, die dieses Prinzip in die klinische Therapie umsetzten, wurden zu Beginn der 80er Jahre sowohl für die Hodgkin-Lymphome als auch für die Non-Hodgkin-Lymphome hoher Malignität entwickelt. Das Wesentliche dieser Schemata beruht darin, zwei oder mehrere nicht-kreuzresistente Zytostatikakombinationen bzw. Wirkprinzipien (z. B. hochdosiertes Methotrexat mit

Leucovorin-Rescue in rasch alternierender Folge oder ineinander verschachtelt (als sog. Hybrid-Schemata) zu geben. Ein Beispiel für die Therapie des Hodgkin-Lymphoms ist das MOPP/ABVD-Schema [23], das sich inzwischen in mehreren Studien dem alleinigen MOPP-Schema als überlegen erwies [24, 25].

Nicht-kreuzresistente Kombinationen für Non-Hodgkin-Lymphome sind u. a. das MACOP-B-Schema [26], das ProMACE/CytaBOM-Schema [27] oder das M-BACOD-Schema [28]. Mit diesen Kombinationen lassen sich die kompletten Remissionen auf 70–90% steigern und liegen damit deutlich höher als beim CHOP-Schema.

4. Wirkungsadaptierte Kombinationsschemata

Ein anderes Konzept sieht vor, nicht-kreuzresistente Schemata erst dann einzusetzen, wenn die Basis-Kombination keine oder keine ausreichende Tumorizidität mehr zeigt oder aber erst zur Konsolidierung nach erreichter Remission. Dies hat den Vorteil, daß die Zahl der verwendeten Zytostatika bei den Patienten, die gut auf die Basis-Kombination ansprechen, gering gehalten werden kann. Nach der Goldie-Coldman-Hypothese muß man aber mit der Möglichkeit rechnen, daß sich in der Zeit bis zum Einsatz der nicht-kreuzresistenten Kombination bereits resistente Klone entwickelt haben. Beispiele für diesen Ansatz bei den Non-Hodgkin-Lymphomen sind das Pro-MACE/MOPP-Schema der Arbeitsgruppe am NCI [29] und das COP/BLAM/IMVP-16-Schema der Kieler Lymphomgruppe [30].

Bei den Hodgkin-Lymphomen liegen Ergebnisse prospektiver Studien mit dem sequentiellen Einsatz nicht-kreuzresistenter Chemotherapiekombinationen noch nicht vor.

5. Intensive Mehrphasen-Schemata

Wegen der biologischen und immunologischen Ähnlichkeit der lymphoblastischen Lymphome mit der akuten lymphatischen Leukämie werden diese Entitäten häufig mit Schemata behandelt, die für die Therapie der ALL entwickelt wurden. Diese Schemata sind sehr intensiv und langdauernd: Auf eine intensive Induktionstherapie, die häufig aus mehreren Therapiephasen besteht, folgt meist eine weniger aggressive Konsolidierung. Daran schließt sich oft eine mehrjährige Erhaltungstherapie an. Beispiele sind das Schema der ALL des Erwachsenenalters [31], das LSA_2-L_2-Protokoll [32] und das LNH-80-Protokoll [33].

Für das Hodgkin-Lymphom werden solche intensiven Mehrphasen-Schemata bisher nicht eingesetzt. Es wäre jedoch zu diskutieren, ob bei bestimmten

Untergruppen mit einer sehr schlechten Prognose, z. B. den Stadien IIIB/IV mit einer BSG > 80 mm/h, ein intensivierter Therapieansatz geprüft werden sollte.

6. Knochenmarktransplantation

Ein vielversprechender, derzeit noch experimenteller Ansatz für Patienten mit therapierefraktären Hodgkin- und Non-Hodgkin-Lymphomen stellt die Knochenmarktransplantation dar. Die Erfahrungen mehrerer Arbeitsgruppen zeigen, daß ungefähr die Hälfte aller Patienten mit therapierefraktären Non-Hodgkin-Lymphomen durch eine autologe Knochenmarktransplantation in eine komplette Remission kommt [34, 35]. Die Ergebnisse bei Hodgkin-Lymphomen sind vergleichbar [36, 37].

7. Vergleich der Wirkung von Polychemotherapie-Schemata bei Hodgkin-Lymphomen und Non-Hodgkin-Lymphomen hoher Malignität

Obwohl die meisten wirksamen Zytostatika als Einzelsubstanzen bei Hodgkin- und Non-Hodgkin-Lymphomen hoher Malignität gleiche Ansprechraten zeigen, wurden für beide Lymphomgruppen unterschiedliche Polychemotherapien entwickelt. Für die eine Gruppe entwickelte Kombinationen wurden selten auch in der anderen Gruppe von Lymphomen geprüft. In den wenigen Fällen, wo dies geschah und auch berichtet wurde, zeigten diese Kombinationen von Zytostatika auch vergleichbare Ergebnisse. Beispiele hierfür sind das CHOP-Schema und nach den Erfahrungen der Autoren das COP/ABV/IMEP-Schema [39] und das IMVP-16 Schema [40]. Interessanterweise wird das CVB-Schema (Cyclophosphamid, Etoposid und BCNU) von vielen Arbeitsgruppen als Induktionsschema für die autologe Knochenmarktransplantation sowohl bei Hodgkin- als auch bei Non-Hodgkin-Lymphomen mit ähnlichem Erfolg eingesetzt.

Schlußfolgerungen

Man kann davon ausgehen, daß Chemotherapiekombinationen, die bei Hodgkin-Lymphomen erfolgreich sind, auch bei Non-Hodgkin-Lymphomen hoher Malignität wirksam sind. Dabei sind häufig die Remissionsraten bei den Non-Hodgkin-Lymphomen hoher Malignität etwas höher, während dagegen das rezidivfreie Überleben bei den Hodgkin-Lymphomen günstiger ist. Bei der Fortentwicklung von Therapiestrategien und insbesondere von Chemotherapiekonzepten in einer dieser beiden Lymphomgruppen erscheint es daher sinnvoller und erfolgversprechender zu sein, die bei einer Lymphomart erfolgreichen Strategien in der anderen Gruppe zu prüfen als unabhängig von den wechselseitigen Erfahrungen neue Konzepte zu entwerfen.

Literatur

[1] Diehl, V., M. Pfreundschuh, C. Fonatsch et al.: Phenotypic and genotypic analysis of Hodgkin's disease derived cell lines: histopathological and clinical implications. Cancer Surveys **4** (1985) 399–419.

[2] Schwab, U., H. Stein, J. Gerdes et al.: Production of a monoclonal antibody specific for Hodgkin and Sternberg-Reed cells of Hodgkin's lymphoma and a subset of normal lymphoid cells. Nature **299** (1982) 65–67.

[3] Pfreundschuh, M., E. Mommertz, M. Meissner et al.: Hodgkin- and Reed-Sternberg cell associated monoclonal antibodies HRS-1 and HRS-2 react with activated cells of lymphoid and monocytoid origin Anticancer Res. **8** (1988) 217–224.

[4] Stein, H., D. Y. Mason, J. Gerdes et al.: The expression for the Hodgkin's disease associated antigen Ki-1 in reactive and neoplastic lymphoid tissue: evidence that the Reed-Sternberg cells and histiocytic malignancies are derived from actibated lymphoid cells. Blood **66** (1985) 848–858.

[5] Lennert, K., N. Mohri, H. Stein et al.: Malignant lymphomas other than Hodgkin's disease: histology, cytology, ultrastructure, immunology. Springer, Berlin 1978.

[6] Brittinger, G., H. Bartels, H. Common et al.: Clinical and prognostic relevance of the Kiel classification of non-Hodgkin lymphomas: results of a prospective multicenter study by the Kiel Lymphoma Study Group. Hematol. Oncol. **2** (1984) 269–306.

[7] Tubiana, M., M. Henry-Amar, M. V. Burgers et al.: Prognostic significance of erythrocyte sedimentation rate in clinical stage I–II of Hodgkin's disease. J. Clin. Oncol. **2** (1984) 194–200.

[8] Tubiana, M., M. Henry-Amar, M. Hayat et al.: Prognostic significance of the number of involved areas in the early stages of Hodgkin's disease. Cancer **54** (1984) 885–894.

[9] Tubiana, M., M. Henry-Amar, M. Hayat et al.: The EORTC treatment of early stages of Hodgkin's disease: The role of radiotherapy. Int. J. Radiol. Oncol. Biol. Phys. **10** (1984) 197–210.

[10] Pillai, G. N., F. B. Hagemeister, W. S. Velasquez et al.: Prognostic factors for for stage IV Hodgkin's disease treated with MOPP, with or without bleomycin. Cancer **55** (1985) 691–697.

[11] Dresser, R. K., H. M. Golomb, J. E. Ultmann et al.: Prognostic classification of Hodgkin's disease in pathologic stage III based on anatomic considerations. Blood **49** (1977) 883–891.

[12] Bonadonna, G.: Chemotherapy strategies to improve the control of Hodgkins disease. Cancer Res. **42** (1982) 4309–4320.

[13] Löffler, M., M. Pfreundschuh, V. Diehl et al.: Prognostic significance of an elevated erythrocyte sedimentation rate in advanced Hodgkin's lymphoma. Blut **56** (1988) 273–281.

[14] Brittinger, G., P. Meusers, K. Musshoff: Non-Hodgkin-Lymphome und Plasmozytom. In: R. Gross, C. G. Schmidt (Hrsg.): Klinische Onkologie. Thieme, Stuttgart 1985.

[15] Lister, T. A., M. S. Dorreen, M. Faux et al.: The treatment of stage IIIA Hodgkin's disease. J. clin. Oncol. **1** (1983) 745–749.

[16] Louie, A. C., F. Cavalli, M. Rozencweig: New agents for Hodgkin's and non-Hodgkin's lymphomas. Dev. Oncol. **32** (1985) 493–511.

[17] DeVita, V. T., A. A. Serpich, P. P. Carbone: Combination chemotherapy in the treatment of advanced Hodgkin's disease. Ann. Intern. Med. **73** (1970) 891–897.

[18] Bagley, C. M., V. T. DeVita, C. W. Berard et al.: Advanced lymphosarcoma: intensive cyclical combination chemotherapy with cyclophosphamide, vincristine, and prednisone. Ann. Intern. Med. **76** (1972) 227–234.

[19] Moxley, J. H., V. T. DeVita, K. Brace et al.: Intensive combination chemotherapy and x-irradiation in Hodgkin's disease. Cancer Res. **27** (1976) 1258–1263.

[20] DeVita, V. T., G. P. Canellos, B. Chabner et al.: Advanced diffuse histiocytic lymphoma, a potentially, curable disease: results with combination chemotherapy. Lancet **I** (1975) 248–250.

[21] McKelvey, E. M., J. A. Gottlieb, H. E. Wilson et al.: Hydroxyldaunomycin (adriamycin) combination chemotherapy in malignant lymphoma. Cancer **38** (1976) 1484–1493.

[22] Goldie, J. H., A. J. Coldman, G. A. Gudauskas: Rationale for the use of alternating non-cross resistant chemotherapy. Cancer Treat. Rep. **66** (1982) 439.

[23] Santoro, A., G. Bonadonna, V. Bonfante et al.: Alternating combinations in the treatment of advanced Hodgkin's disease. New Engl. J. Med. **306** (1982) 770–774.

[24] Bonadonna, G., P. Valagussa, A. Santoro: Alternating non-cross resistant combination of MOPP in stage IV Hodgkin's disease: a report of 8-year results. Ann. Intern. Med. **104** (1986) 729–746.

[25] Diehl, V., M. Pfreundschuh, M. Löffler et al.: Zwischenergebnisse der Studienprotokolle HD1, HD2 und HD3 der Deutschen Hodgkin-Studiengruppe. Onkologie **10** (1987) 62–66.

[26] Klimo, P., J. M. Connors: MACOP-B chemotherapy for the treatment of diffuse large cell lymphoma. Ann. Intern. Med. **102** (1985) 596–602.

[27] Fisher, R. I., V. T. DeVita, S. M. Hubbard et al.: Randomized trial of ProMACE-MOPP vs. ProMACE-CytaBOM in previously untreated advanced stage diffuse aggressive lymphomas. Proc. Amer. Soc. Clin. Oncol. **3** (1984) 342.

[28] Canellos, G. P., A. T. Skarin, D. S. Rosenthal et al.: Methotrexate as a single agent and in combination chemotherapy for the treatment of non-Hodgkin's lymphoma of unfavourable histology. Cancer Treat. Rep. (Suppl. 1) **65** (1981) 125–129.

[29] Fisher, R. I., V. T. DeVita, S. M. Hubbard et al.: Diffuse aggressive lymphomas: increased survival after alternating flexible sequences of ProMACE and MOPP chemotherapy. Ann. Intern. Med. **98** (1983) 304–309.

[30] Brittinger, G., R. Heinz, D. Huhn et al.: Anwendung des COP/BLAM/IMVP-16-Chemotherapie-Protokolls im Rahmen der BMFT-Studie zur Therapie der hochmalignen Non-Hodgkin-Lymphome. Studienprotokoll, Essen 1986.

[31] Hoelzer, D., E. Thiel, H. Löffler et al.: Intensified therapy in acute lymphoblastic and acute undifferentiated leukemia in adults. Blood **64** (1984) 38–47.

[32] Levine, A. M., S. J. Forman, P. R. Meyer et al.: Successful therapy of convoluted T-lymphoblastic lymphoma in the adult. Blood **61** (1983) 92–98.

[33] Coiffier, B., P.-A. Bryon, F. Berger et al.: Intensive and sequential chemotherapy for aggressive malignant lymphomas (Protocol LNH-80). J. clin. Oncol. **4** (1986) 147–153.

[34] Armitage, J., A. Gingrich, L. Klassen et al.: Salvage therapy for advanced lymphoma using high dose cytarabine, cyclophosphamide, total body irradiation (TBI) and autologous bone marrow transplantation. Blood **62** (1983) 210–217.

[35] Philips, G. J., R. H. Herzig, H. Lazarus et al.: Treatment of resistant lymphoma with cyclophosphamide, total body irradiation and transplantation of cryopreserved autologous bone marrow. New Engl. J. Med. **310** (1984) 1557–1561.

[36] Carella, A. M., A. Congiu, G. Santini et al.: High-dose cyclophosphamide, etoposide and BCNU with autologous BMT (ABMT) rescue in advanced resistant Hodgkin's disease patients. Bone Marrow Transplant. Suppl. **1** (1987) 210.

[37] Appelbaum, F. R., K. M. Sullivan, E. D. Thomas et al.: Allogeneic marrow transplantation in the treatment of MOPP resistant Hodgkin's disease. J. clin. Oncol. **3** (1985) 1490–1494.

[38] Miller, T. P., S. E. Jones, J. M. Rainey: Cyclophosphamide, doxorubicin, vincristine, and prednisone (CHOP) in patients with advanced Hodgkin's disease: a Southwest Oncology Group phase II study. Cancer Treat. Rep. **67** (1983) 739–740.

[39] Pfreundschuh, M., C. Tirier, R. Fuchs et al.: Fast alternating chemotherapy with COP/ABV/IMEP in patients with advanced Hodgkin's disease. Proc. 4th Europ. Conf. Clin. Oncol. Cancer Nurs., S. 1052. Madrid 1987.

[40] Cabanillas, F., F. B. Hagemeister, S. Riggs et al.: Results of ifosfamide-VP-16 salvage combination for patients with recurrent lymphoma. 2nd Int. Conf. Malign. Lymphoma. Lugano 1984.

Molekularbiologie und Prognose bei Non-Hodgkin-Lymphomen niedriger Malignität*

B. Emmerich, K. Pachmann, M. Volkmann, W. Kersten

Einleitung

Die Molekularbiologie der Non-Hodgkin-Lymphome beschäftigt sich vor allem mit der Expression von Differenzierungs- und Onkogenen. Erkenntnisse über die Aktivität dieser Gene lassen neue Einblicke in die Entwicklung von Malignität und Krankheitsaktivität erwarten. Aufgrund des unterschiedlichen Krankheitsverlaufes sind solche Untersuchungen besonders bei den Lymphomen mit niedriger bzw. intermediärer Malignität von Interesse. Die einzelnen Schritte der Genaktivierung und Expression, die heute methodisch erfaßt werden können, sind in Abbildung 1 dargestellt. Die klinische und prognostische Bedeutung solcher molekularbiologischer Untersuchungen soll im folgenden erörtert werden.

Southern-Blot-Analyse

Die Antigenrezeptormoleküle der B- und auch der T-Lymphozyten sind aus Polypeptidketten zusammengesetzt, deren Primärstruktur jeweils eine konstante und eine variable Region enthält. Die ungeheure Vielfalt der Aminosäuresequenzen innerhalb der variablen Region, durch die eine nahezu unbegrenzte Anzahl von Antigenen spezifisch gebunden werden kann, wird im Verlauf der Lymphopoese auf DNA-Ebene sowohl bei den Immunglobulin- wie auch bei T-Zellrezeptorgenen durch Kombination einer begrenzten Anzahl getrennter Genteile kodiert. Diese somatische Rekombination wurde 1976 von Tonegawa und Hozumi mit Hilfe der Southern-Blot-Analyse entdeckt [1]. Die DNA wird dazu aus den Zellen isoliert und mit Restriktionsendonukleasen, Enzymen, die DNA-Moleküle an ganz bestimmten Nukleotidsequenzen spalten, verdaut. Die dadurch entstandenen Fragmente werden in einem 0,8% Agarosegel der Größe

* Mit Unterstützung der Wilhelm-Sander-Stiftung (Projekt 82.002.3) und der Deutschen Forschungsgemeinschaft (Projekt Em 20/6-2)

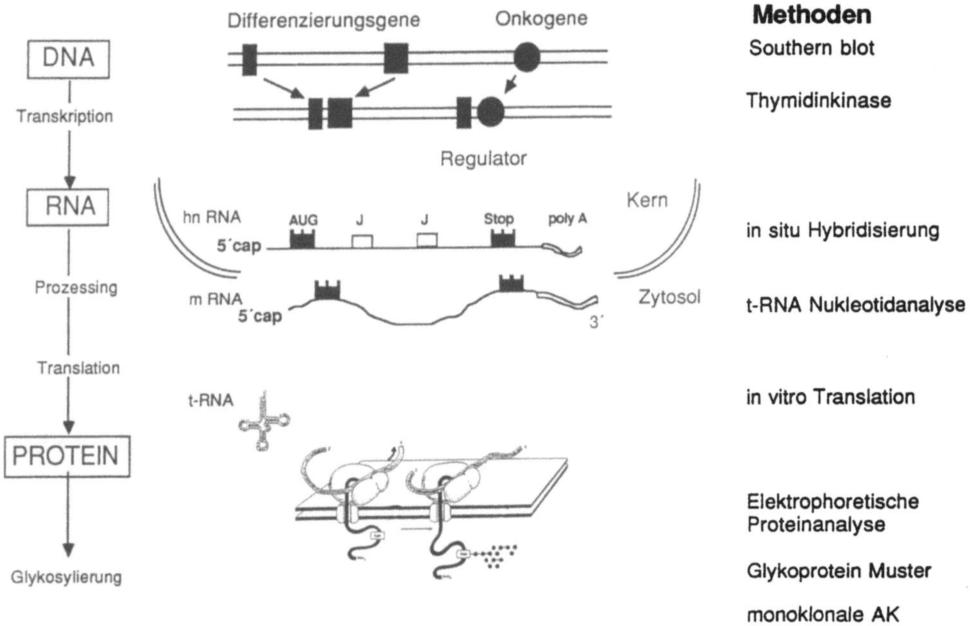

Abb. 1 Molekularbiologie der NHL: Schritte der Genexpression und Zuordnung der heute verfügbaren analytischen Methoden (für DNS bzw. RNS werden in dieser Abbildung die engl. Abkürzungen DNA bzw. RNA verwendet)

nach elektrophoretisch aufgetrennt und dann auf Filterpapier aus Zellulosenitrat übertragen. DNS-Fragmente, die das Immunglobulin- oder das T-Zellrezeptorgen enthalten, lassen sich mit Hilfe radioaktiver Sondenmoleküle durch DNS/DNS-Hybridisierung identifizieren. Als Sonden dienen dabei radioaktiv markierte Genkopien (Abb. 2).

In der embryonalen oder Keimbahn-DNA findet man definierte radioaktive Banden und im Fall der Spaltung mit BAM H I nur eine Bande bei 23 kB. Das bedeutet, das Gen befindet sich nur auf einem DNA-Fragment. Dagegen weist die DNA eines reifen B-Zellklons, wie z. B. beim Plasmozytom, in dem nur ein ganz bestimmtes Immunglobulinmolekül synthetisiert wird, zwei Banden auf. Eine entspricht dem embryonalen Gen, das in seiner ursprünglichen Konfiguration auf einem der beiden zuständigen Chromosomen erhalten bleibt. Die andere Bande gehört zu einem DNS-Fragment, das kürzer ist und auf dem Gel weiter gewandert ist. Sie entspricht dem anderen Allel, das umgelagert wurde und nun in ein aktives Immunglobulingensystem eingefügt ist. Wie in Abbildung 3 dargestellt, wurde durch die Neuanordnung der Genteile eine der

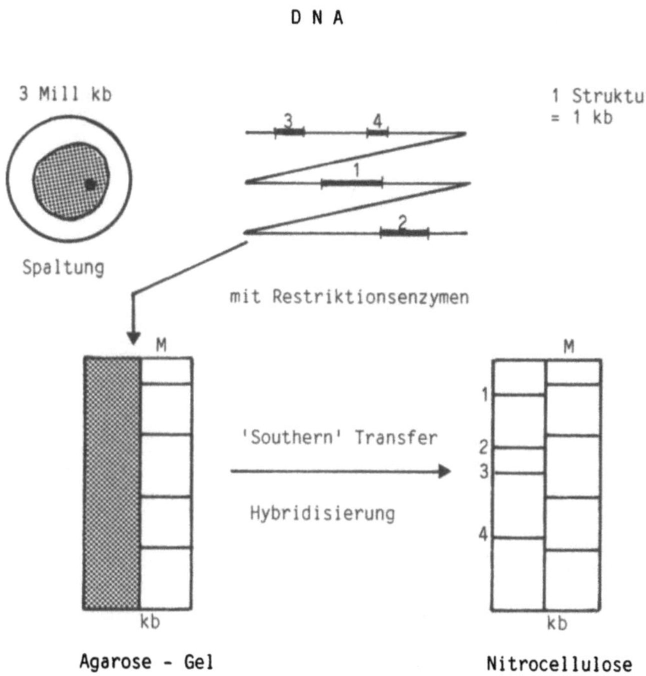

Abb. 2 Schematische Darstellung der Southern-Blot-Analyse

ursprünglichen Spaltstellen der Restriktionsendonuklease eliminiert und dafür eine neue eingefügt, so daß nun das Gen auf einem kleineren DNS-Fragment liegt.

Aufgrund der hohen Variabilität, mit der die Immunglobulin- und T-Zellrezeptorgensegmente umgelagert werden, und der Tatsache, daß jede individuelle B- und T-Zelle nur einen einzigen Antikörper bzw. T-Zellrezeptor-Idiotyp exprimieren kann, ist die Konfiguration der rearrangierten Immunglobulin- und T-Zellrezeptorgensegmente ein ganz spezifischer Marker für eine bestimmte B- oder T-Zelle und deren Tochterzellen und damit auch für die sich daraus entwickelnden Lymphome [2, 3]. Die im Southern-Blot nachweisbaren Banden sind daher individuelle Kennmarken für lymphatische Neoplasien. Mit dieser Technik wurde die These des monoklonalen Ursprungs der B-Zell-Neoplasien bestätigt und die Monoklonalität der malignen T-Zellerkrankung erstmals bewiesen.

Zum Nachweis eines spezifischen B- oder T-Zellklons hat die Southern-Blot-Analyse ein hohes Auflösungsvermögen. In einer Gewebsprobe ist es mit ihrer Hilfe möglich, eine klonale lymphoide Proliferation nachzuweisen, auch wenn

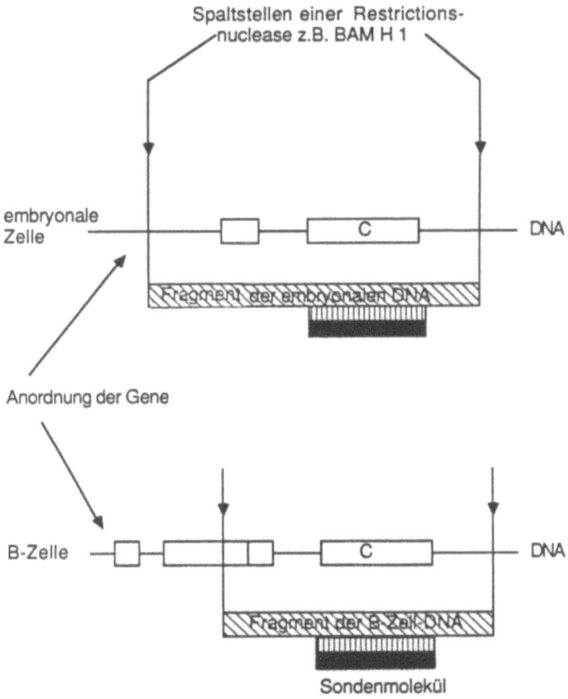

Abb. 3 Nachweis der Genumlagerung mit Hilfe der Southern-Blot-Analyse (für DNS wird hier die engl. Abkürzung DNA verwendet)

deren Anteil nur 1–5% der Gesamtzellpopulation ausmacht [4]. Die DNS einer polyklonalen Lymphozytenproliferation enthält dagegen keine erkennbaren spezifischen Banden im Southern-Blot, da hier die Struktur der umgelagerten Gene von Zelle zu Zelle variiert.

Die Southern-Blot-Analyse bietet somit gerade bei den Non-Hodgkin-Lymphomen eine Reihe neuer diagnostischer Möglichkeiten, die für die Beurteilung der Biologie und Ausbreitung der Erkrankung und damit auch für die Prognose und Therapiegestaltung bedeutsam sind. So kann geprüft werden, ob es sich um eine mono-, oligo- oder polyklonale Erkrankung handelt. Bei einem Rezidiv der Erkrankung kann untersucht werden, ob es sich um den gleichen oder um einen neuen Zellklon handelt. Für die Beurteilung der Remissionsqualität kann der maligne Zellklon bei Kenntnis seiner spezifischen Banden im Knochenmark oder anderen Gewebsproben noch nachgewiesen werden, wenn andere Untersuchungsmethoden versagen. Weiterhin ist die Southern-Blot-Analyse hilfreich für die Zuordnung zu einer bestimmten Zelldifferenzierungslinie. Diskutiert wird auch, ob sie eine Bedeutung für die Zuordnung zu den Differenzierungsstufen der T- und B-Zellinien hat.

Mit Hilfe von Onkogen-DNS-Sonden kann weiterhin die Umlagerung und Aktivierung dieser, für die Tumorgenese wichtigen Gene nachgewiesen werden, wie dies am Beispiel des myc Onkogens beim Burkitt-Lymphom gezeigt werden konnte. Auch andere Translokationen lassen sich nachweisen, wenn sie gehäuft in einem kurzen DNS-Abschnitt, einer sogenannten „break-point-cluster"-Region, auftreten und von diesem DNS-Abschnitt spezifische DNA-Sonden vorliegen. Mit Hilfe solcher Sonden können die bei B-Zelltumoren häufig auftretenden und möglicherweise prognostisch wichtigen Translokationen zwischen Chromosom 11 und 14 sowie 14 und 18 bestimmt werden.

Quantitative In-situ-Hybridisierung

Außer durch Radioaktivität können Genproben auch mit Fluorochrom markiert werden. Dies erlaubt es, durch In-situ-Hybridisierung die von der DNS transkribierten RNS-Moleküle in einer einzelnen Zelle quantitativ zu erfassen [5]. Hierbei können die über RNA/DNA-Hybridisierung spezifisch gebundenen Gensonden pro Zelle mikrofluorimetrisch auf dem Objektträger oder neuerdings auch in Zellsuspension mit Hilfe der Durchflußzytophotometrie bestimmt werden [6]. Im letzteren Fall werden in wenigen Minuten 10000 Zellen analysiert. Die quantitative In-situ-Hybridisierung stellt somit eine wesentliche Erweiterung der Southern-Blot-Analyse dar, denn sie ermöglicht es, die Transkription und damit die Aktivierung der umgelagerten Genabschnitte zu untersuchen.

Das primäre RNS-Transkript eines umgelagerten Immunglobulingens umfaßt den V/J- bzw. V/D/J-Komplex, das C-Gen sowie mehrere Introns, d.h. nicht kodierende Abschnitte. Auf dem Weg vom Kern zum Zytosol wird dieses primäre RNS-Transkript zur reifen Messenger-RNS prozessiert, indem die Introns und die überflüssigen J-Elemente herausgeschnitten werden. Mit spezifischen Gensonden, die die komplementäre Sequenz des Introns oder des J-Elements enthalten, kann auch dieser RNS-Reifungsprozeß durch In-situ-Hybridisierung in der Einzelzelle erfaßt werden.

Am Fallbeispiel einer chronischen lymphatischen Leukämie vom T-Zelltyp soll die Bedeutung der Southern-Blot-Analyse und der quantitativen In-situ-Hybridisierung verdeutlicht werden. Ein 53jähriger Patient wurde uns zur Abklärung einer Lymphozytose vorgestellt. Bei der klinischen Untersuchung war der Patient in einem guten Allgemeinzustand, es fanden sich keine vergrößerten Lymphknoten, Leber und Milz waren nicht tastbar vergrößert, und auch die Haut war unauffällig. Das Blutbild ergab Normalwerte für die Hämoglobinkonzentration, die Erythrozyten-, Retikulozyten- und Thrombozytenzahl. Die

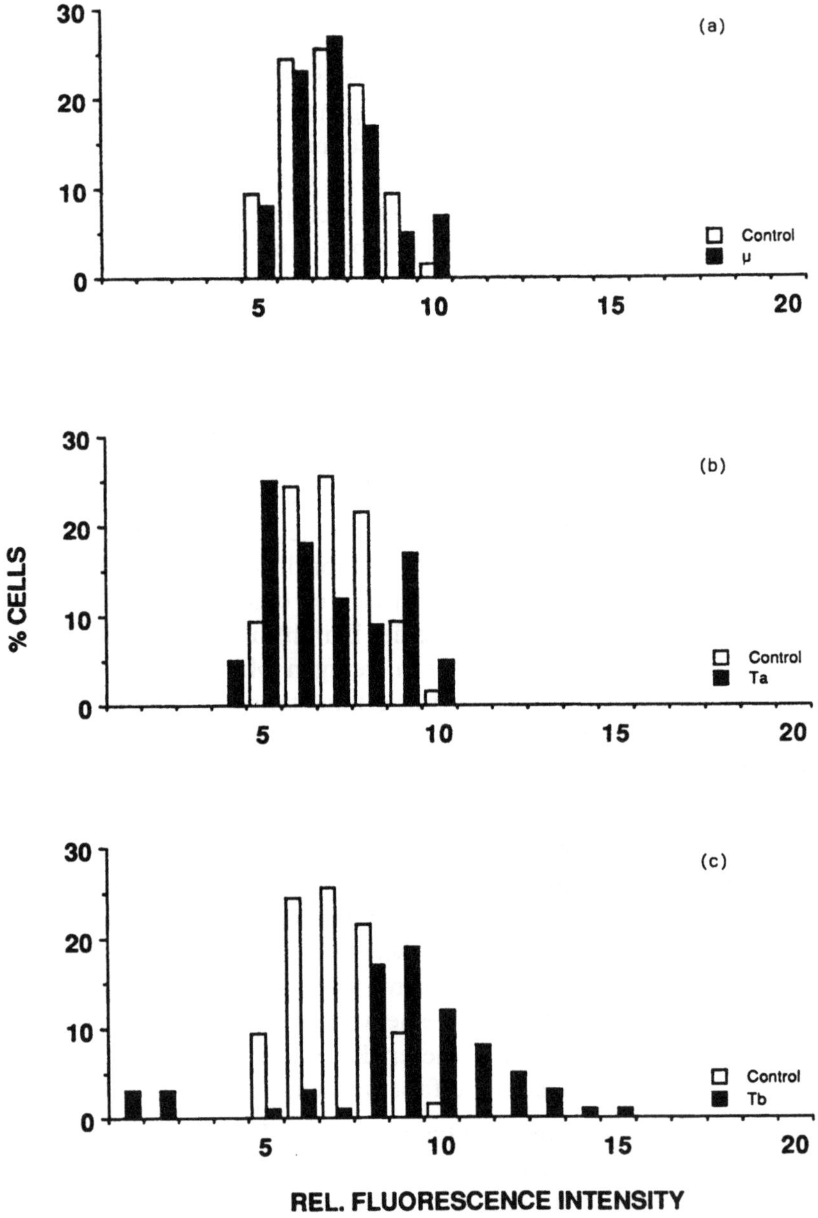

Abb. 4 T-CLL: Histogramm der In-situ-Hybridisierung mit der µ-Ig-Probe (a), mit der α-TCR-Probe (b) und mit der β-TCR-Probe (c)

Leukozyten waren auf 24 000/µl erhöht. Im Differentialausstrich fanden sich neben kleinen reifen Lymphozyten gehäuft größere granulierte Lymphozyten (LGL-Zellen). Die Immunzytologie ergab Positivität bei 79% der mononukleären Blutzellen für OKT 8; 82% für OKT 3; 68% der Zellen bildeten E-Rosetten; 57% waren Leu 1 positiv; 7% OKT 4 positiv; 18% OKIA positiv und 2% positiv mit einem polyspezifischen Antiimmunglobulinserum. Die histologische Knochenmarkuntersuchung zeigte eine geringe diffuse Vermehrung von Lymphozyten und Plasmazellen ohne sicheren Anhalt für einen Lymphombefall. Die Ergebnisse der molekularbiologischen Untersuchungen sind in Tabelle 1 zusammengefaßt. Sie ergaben als Ausdruck der monoklonalen Zellproliferation ein Rearrangement sowohl des β-T-Zellrezeptorgens wie auch des µ-Immunglobulingens. Die quantitative In-situ-Hybridisierung zeigte, daß in den Zellen aber nur das β-T-Zellrezeptorgen exprimiert, d. h. in RNS umgeschrieben wird (Abb. 4). Die Zugehörigkeit zur T-Zell-Linie, die sich im Reaktionsmuster mit den verschiedenen monoklonalen Antikörpern widerspiegelt, wird somit erst auf dieser Ebene festgelegt.

Tabelle 1 Nachweis der Monoklonalität und Linienzugehörigkeit als Ergebnisse molekularbiologischer Untersuchungen; Fallbeispiel: T-CLL

Genproben	α-TCR	β-TCR	µ-Ig
DNS Konfiguration (Southern Blot)	Keimbahn	Rearranged	Rearranged
mRNS (In-situ-Hybridisierung)	negativ	positiv	negativ

Nukleotidanalyse im Anticodonbereich von Transfer-RNS

Die Transfer-RNS (t-RNS) stellen das Bindeglied bei der Übersetzung (Translation) der Nukleinsäuresequenz in Protein dar. Sie sind spezifisch für eine der 20 Aminosäuren und haben entsprechend ihrer Aminosäurespezifität die dazu passende Nukleotidsequenz im Anticodonbereich. Mit Hilfe dieses Anticodons wird das entsprechende Aminosäurecodon auf der Messenger-RNS decodiert. Im Vergleich zu anderen Nukleinsäuren werden bei den t-RNS besonders viele Nukleotide auf der Polynukleotidstufe durch mehr als 50 Enzyme chemisch verändert, d. h. modifiziert. Die Bedeutung und Funktion all dieser Modifikationen ist nur in wenigen Fällen aufgeklärt. Es ist jedoch gut belegt, daß einige dieser Modifikationen die t-RNS dazu befähigen, spezifische Änderungen im Genausdruck zu bewirken, und das sowohl auf der Transkriptions- wie auf der Translationsebene [7].

Von den verschiedenen t-RNS-Modifikationen ist die Modifikation des Nukleotids, das sich in der ersten Position des Anticodons (Position 34) jener t-RNS befindet, die für die Aminosäuren Asparaginsäure, Asparagin, Histidin und Tyrosin spezifisch sind, von besonderem Interesse. Hier findet sich im modifizierten Zustand an der Stelle von Guanosin ein ungewöhnliches Deazaguanosinderivat, Queuosin (Q) genannt. Je nachdem, ob Queuosin oder Guanosin in dieser Position vorliegt, spricht man von (Q+)- oder (Q−)-t-RNS (Abb. 5).

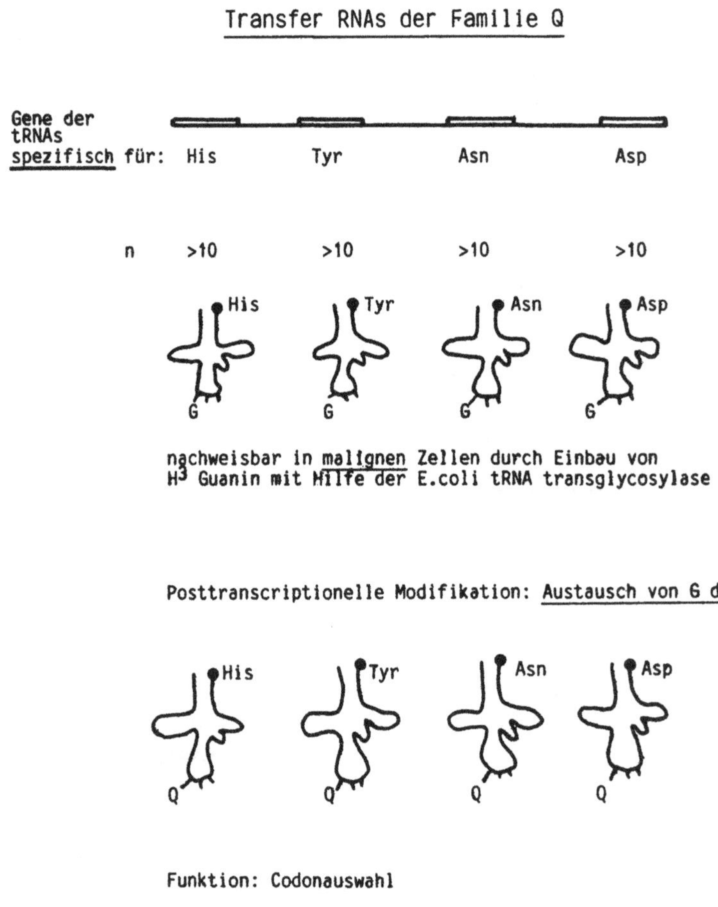

Abb. 5 Schematische Darstellung der posttranskriptionellen Modifikation der t-RNS (RNA) mit Spezifität für die Aminosäuren: Histidin, Tyrosin, Asparagin und Asparaginsäure (Austausch von G durch Q in Position 34 des Anticodons)

Untersuchungen in verschiedenen experimentellen Modellsystemen haben gezeigt, daß diese t-RNS-Modifikation sowohl bei der Zelldifferenzierung wie auch bei der Tumorgenese von Bedeutung ist, und daß die beobachteten Änderungen kein Epiphänomen darstellen, sondern, wie am Beispiel der Melanome des Xiphophorus gezeigt, von Differenzierungsgenen gesteuert werden [8, 9].

Die molekularbiologische Funktion der Q/G-Modifikation wurde an der Tabak-Mosaik-Virus-RNS studiert [10]. In diesen Untersuchungen zeigte sich, daß durch die G/Q-Modifikation die Genexpression auf der Translationsebene reguliert werden kann. Eine Änderung in der Struktur des Anticodons geht dabei mit einer Änderung des Decodierungsverhaltens einher. Dies ist in Abbildung 6 dargestellt. So wird in dem Fall, in dem die Tyrosin-t-RNS untermodifiziert ist, d. h. in ihrem Anticodon G statt Q vorhanden ist, das Stopcodon UAG unterdrückt, und statt eines 110 kD wird nun ein 160 kD großes Protein synthetisiert. Auch für die Histidin-t-RNS konnte gezeigt werden, daß in Abhängigkeit von der Modifikation im Anticodonbereich bestimmte Codons auf der Messenger-RNS präferentiell übersetzt werden [11].

Das Ausmaß der Untermodifizierung, d. h. der Anteil an (Q –)-t-RNS, kann nach Präparation der Gesamt-t-RNS mit Hilfe der E.-coli-t-RNS-Transglycosylase bestimmt werden. Dieses Enzym baut Guanin nur in G-haltige und nicht in Q-haltige t-RNS ein. Die so eingebaute Radioaktivität ist ein direktes Maß für den Gehalt an (Q –)-t-RNS. Diese radioaktiv markierten (Q –)-t-RNS-Moleküle können dann gelelektrophoretisch aufgetrennt und mit Hilfe der Fluorographie sichtbar gemacht werden.

Mit diesen Methoden wurden mehr als 80 Proben von Non-Hodgkin-Lymphomen und Leukämien untersucht. Dabei fand sich eine eindeutige Beziehung zwischen dem Ausmaß von Untermodifizierung und histopathologischen Prognoseparametern. Der Gehalt an (Q –)-t-RNS in niedrigmalignen Lymphomen wie zentroblastisch-zentrozytischen und zentrozytischen Lymphomen sowie chronischen lymphatischen Leukämien im frühen Stadium ist genauso niedrig wie in Proben von nicht-neoplastischem lymphatischem Gewebe. Signifikant höhere Mengen an (Q –)-t-RNS werden dagegen in hochmalignen Lymphomen gefunden. Auch das klinisch-prognostische Stadium zeigt eine Korrelation zur Untermodifizierung der t-RNS. So steigt der Gehalt an (Q –)-t-RNS in Lymphozyten von CLL-Patienten signifikant an, wenn man das prognostisch günstige Stadium A mit dem ungünstigen Stadium C der Binet-Klassifikation vergleicht [12]. Diese Veränderungen mögen zum Teil durch die Proliferationsrate in den verschiedenen Enitäten bzw. Stadien erklärt sein. Eine hohe Proliferationsrate ist jedoch nicht in allen Fällen der alleinige Grund für eine ausgeprägte Untermodifizierung bei menschlichen Lymphomen. So war der Grad der Untermodifizierung auch auffallend hoch in allen bisher untersuchten

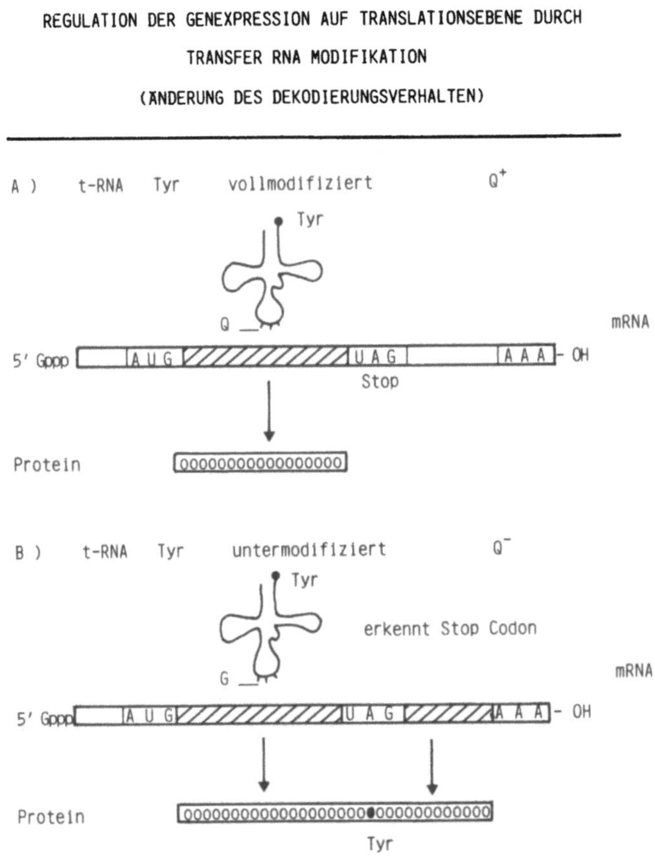

Abb. 6 Änderungen des Dekodierungsverhaltens der Tyrosin-t-RNS (RNA) in Abhängigkeit davon, ob in Position 34 des Anticodons G oder Q vorhanden ist. Der Stopcodon UAG wird von der (Q–)-Tyrosin-t-RNS (RNA) als Tyrosin gelesen und damit unterdrückt. Es entsteht ein neues größeres Protein [10].

Immunglobulin-sezernierenden Immunozytomen und Plasmozytomen sowie in den Milzen von Patienten mit Haarzell-Leukämien, unabhängig von der individuellen Krankheitsprogression. In diesen Fällen scheint der hohe Gehalt an (Q–)-t-RNS eher mit dem speziellen Reifungsgrad dieser Zellen innerhalb der B-Zell-Linie zusammenzuhängen. In den bisher untersuchten T-Zell-Lymphomen findet sich dagegen keine eindeutige Beziehung zwischen dem Ausmaß der Untermodifizierung und dem Zellreifungsgrad.

Die Frage, welche der verschiedenen t-RNS-Moleküle der Q-Familie bei den einzelnen Erkrankungen untermodifiziert sind und wie sich das Ausmaß und die betroffenen Moleküle im Verlauf der Erkrankung verhalten, wurde in einer

Verlaufsstudie untersucht. Dabei wurde festgestellt, daß sich sowohl der Gehalt an (Q—)-t-RNS als auch die t-RNS-Moleküle, die von der Untermodifizierung betroffen sind, im Verlauf der Erkrankung ändern, und daß das Ausmaß der H^3-Guanininkorporation nicht unbedingt mit der Zahl der betroffenen t-RNS-Molekülbanden korreliert. So finden sich Fälle, in denen viel und wenig ^3H-Guanin eingebaut wird, d.h. viel oder wenig (Q—)-t-RNS vorliegt; aber in der Gelanalyse ist nur eine Bande betroffen, d.h., nur ein t-RNS-Molekül ist mehr oder weniger stark untermodifiziert. Andererseits gibt es auch Fälle, in denen im Verlauf der Erkrankung gleichviel ^3H-Guanin in die Gesamt-t-RNS eingebaut wird, sich aber in der Gelanalyse unterschiedliche Banden finden, d.h., hier sind jeweils unterschiedlich viele t-RNS-Molekülspezies untermodifiziert. Dieses Wechselspiel in der Modifizierung des Anticodonbereiches der t-RNS-Moleküle scheint bei den Non-Hodgkin-Lymphomen besonders ausgeprägt zu sein.

Schlußfolgerung

Die bisherigen Untersuchungsergebnisse zur t-RNS-Modifizierung bei menschlichen Lymphomen und Leukämien lassen folgenden Schluß zu: Das Ausmaß der Modifizierung und die Art der betroffenen t-RNS-Moleküle sind nicht genetisch fixiert, sondern wahrscheinlich metabolisch kontrolliert. Die biologische Bedeutung dieser Veränderung ist bisher unklar. Vor dem Hintergrund der bekannten subtilen Steuerung der Synthese von membranständigen Proteinen lymphatischer Zellen in Abhängigkeit von deren Differenzierungs- und Aktivierungszustand ist folgende Funktion denkbar: Durch äußere Faktoren wird die t-RNS-Modifikation im Anticodonbereich verändert und über diesen molekularen Mechanismus das Dekodierungsverhalten gesteuert. Die reife Messenger-RNS wird dadurch in unterschiedlicher Weise übersetzt, wodurch eine Auswahl und eine Veränderung der vorhandenen Information stattfinden. Kandidaten für eine solche externe Steuerung sind membranständige Proteine mit hydrophoben Peptidanteilen. In weiteren Experimenten ist diese Hypothese zu überprüfen.

Literatur

[1] Hozumi, N., S. Tonegawa: Proc. Natl. Acad. Sci. USA **73** (1976) 3628.
[2] Arnold, A., I. Cossmann, A. Bakkshi et al.: New Engl. J. Med. **309** (1983) 1593.
[3] Flug, F., P. G. Pilicci, F. Bonetti et al.: Proc. nat. Acad. Sci. USA **82** (1985) 3460.

[4] Cleary, M. L., J. Chao, R. Warnke et al.: Proc. Natl. Acad. Sci. USA **81** (1984) 593.
[5] Pachmann, K.: J. Mol. Cell. Immunol. **3** (1987) 13.
[6] Pachmann, K., U. Pachmann, W. Mellert et al.: Blut **55** (1987) 216.
[7] Kersten, H.: Progr. Nucleic Acid Res. Mol. Biol. **31** (1984) 59.
[8] Nishimura, S.: Progr. Nucleic Acid Res. Mol. Biol. **28** (1983) 49.
[9] Anders, F.: Haemat. Blood Transfus. **28** (1983) 186.
[10] Bienz, M., E. Kubli: Nature **294** (1981) 188.
[11] Meier, F., B. Suter, H. Grosjean et al.: EMBOJ **4** (1985) 823.
[12] Emmerich, B., E. Zubrod, H. Weber et al.: Cancer Res. **45** (1985) 4308.

II Non-Hodgkin-Lymphome intermediärer Malignität

Zentrozytisches Lymphom: klinisches Bild und Analyse der bisherigen Therapieerfahrungen

M. Engelhard, P. Meusers, H. Bartels, T. Binder, H. H. Fülle, K. Görg, U. Gunzer, K. Havemann, W. Kayser, E. König, H. J. König, R. Kuse, H. Löffler, W.-D. Ludwig, K. Mainzer, H. Martin, H. Pralle, W. D. Schoppe, H. J. Staiger, H. Theml, K. H. Zurborn, T. Zwingers, K. Lennert, G. Brittinger

Einleitung

In der Kiel-Klassifikation der Non-Hodgkin-Lymphome (NHL) wurde das zentrozytische (CC) Lymphom auf der Basis morphologischer und immunhistochemischer Kriterien identifiziert als eine gesonderte Entität [11, 12], die in keinem der anderen Einteilungsschemata der NHL ein direktes Korrelat findet [7]. Im Rahmen einer multizentrischen prospektiven klinischen Beobachtungsstudie [2] wurde erkannt, daß diesem histologisch definierten NHL auch ein eigenständiges klinisches Bild entspricht. So zeigt das CC-Lymphom eine auffällig gehäufte Inzidenz beim männlichen Geschlecht mit einem Altersmedian um das 60. Lebensjahr. Im Vergleich zur chronischen lymphatischen Leukämie (B-CLL) und dem lymphoplasmozytoiden Immunozytom (LP-IC) läßt das initiale Manifestationsmuster des CC-Lymphoms ebenfalls eine hohe Inzidenz von Befall der Milz (wie B-CLL und LP-IC) und der Leber (ähnlich LP-IC) und des Knochenmarks (wenn auch geringer als B-CLL und LP-IC) erkennen, während eine Beteiligung auch des peripheren Blutes in nur knapp 1/3 der Fälle (etwa 2/3 beim LP-IC, nahezu 100% bei der B-CLL) nachzuweisen ist. Im Gegensatz zu den NHL von niedrigem Malignitätsgrad (B-CLL, LP-IC, zentroblastisch-zentrozytisches (CB-CC) Lymphom), bei denen primär extranodale Manifestationen z. B. im Waldeyerschen Rachenring in 7–9% oder im Gastrointestinaltrakt in 4–10% der Fälle beobachtet werden, ist das CC-Lymphom – vergleichbar den NHL von hohem Malignitätsgrad (zentroblastische, immunoblastische und lymphoblastische Lymphome) – gekennzeichnet durch Primärbefall dieser Regionen in bis zu 30% der Fälle. Wie aufgrund des initialen Manifestationsmusters bereits erwartet werden muß, liegt bei mehr als 80% der Patienten schon bei Diagnosestellung ein generalisiertes Stadium III oder IV (Ann-Arbor-Klassifikation [4]) vor, in rund der Hälfte der Fälle

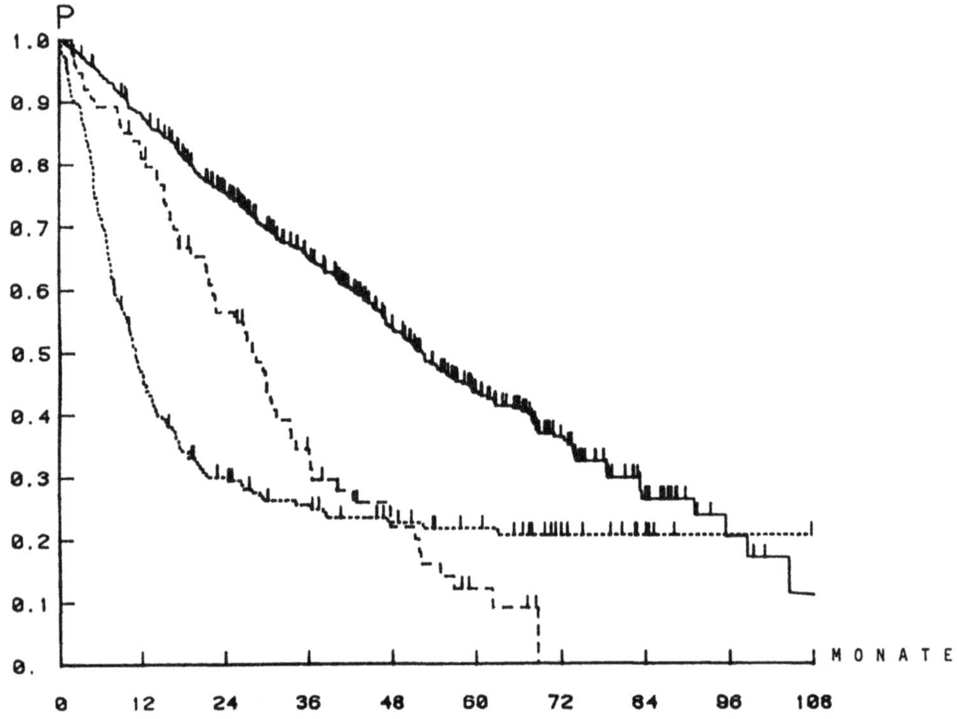

Abb. 1. Zusammenfassender Vergleich der Überlebenswahrscheinlichkeit der NHL in den fortgeschrittenen Stadien III und IV (prospektive Beobachtungsstudie, Kieler Lymphom-Gruppe [2])

———	chronische lymphatische Leukämie lymphoplasmozytoides Immunozytom zentroblastisch-zentrozytisches Lymphom	n = 532
– – – –	zentrozytisches Lymphom	n = 76
· · · · ·	zentroblastisches immunoblastisches } Lymphom lymphoblastisches	n = 185

begleitet von Allgemeinsymptomen (B-Symptomatik). Bereits während der 5jährigen Rekrutierungsphase der Beobachtungsstudie [2] wurde der prognostisch auffällig schlechte klinische Verlauf des CC-Lymphoms deutlich, wobei sich dieser Eindruck in der 5jährigen Nachbeobachtungsphase bestätigte. So betrug die mediane Überlebenswahrscheinlichkeit für das CC-Lymphom nur 2 1/2 Jahre im Vergleich zu den anderen NHL von niedrigem Malignitätsgrad (4 Jahre für LP-IC und 5 Jahre für B-CLL und das CB-CC-Lymphom) im

Gegensatz zu nur einem Jahr bei den hochmalignen NHL. Das CC-Lymphom nimmt somit eine zumindest prognostisch intermediäre Stellung zwischen den NHL von niedrigem und jenen von hohem Malignitätsgrad ein [18] (Abb. 1), wobei sich jedoch in dem kontinuierlich abfallenden Verlauf der Überlebenswahrscheinlichkeitskurve ein charakteristisches Merkmal der niedrig-malignen NHL erkennen läßt. Im Gegensatz dazu steht der initial steile Abfall mit Übergang in ein Plateau, der die Kurven der hochmalignen NHL kennzeichnet und das Kriterium der Heilbarkeit (Plateaubildung) beinhaltet. Die ungünstige Prognose der CC-Lymphome legte die Vermutung nahe, daß das durch die morphologische Zuordnung dieses Tumors zu den NHL niedrigen Malignitätsgrades begründete Therapiekonzept der prospektiven Beobachtungsstudie ineffizient sei und gab den Anstoß zu einer nachfolgenden randomisierten Therapiestudie für die generalisierten Stadien III und IV [3, 15]. Im Therapieplan der Beobachtungsstudie war der Einsatz einer Chemotherapie erst bei Zeichen der Progression und dann mit palliativer Intention (Strategie des „watch und wait") vorgesehen. In der randomisierten Therapiestudie sollte dagegen durch den sofortigen Therapiebeginn nach Diagnosestellung und die Intensivierung der Therapie überprüft werden, ob eine Verbesserung der Prognose oder sogar eine Heilung beim CC-Lymphom erreichbar ist.

Methodik

Durch die engagierte Kooperation von rund 40 vorwiegend internistisch orientierten Kliniken in Deutschland und Österreich konnten in der prospektiven Beobachtungsstudie von 1975–1980 87 Patienten rekrutiert und bis 1985 nachbeobachtet werden. In die prospektive randomisierte Therapiestudie wurden von 1982–1985 84 Patienten aufgenommen und bis Dezember 1986 nachverfolgt. Konzepte und Durchführung beider Studien, die im folgenden nur zusammengefaßt dargestellt werden, sind bereits beschrieben worden [2, 15].

Klinisch-pathologische Diagnostik

Die histologische Diagnosestellung erfolgte durch Prof. Dr. K. Lennert, Lymphknotenregister am Pathologischen Institut, Universität Kiel, nach den Kriterien der Kiel-Klassifikation [11]. Die klinische Stadiendiagnostik beinhaltete neben den Routine-Laboruntersuchungen u. a. die zytologische und histologische Beurteilung des Knochenmarks sowie den Einsatz der modernen bildgebenden Verfahren und zum Teil der Endoskopie zur Untersuchung des Thorax, des Abdomens und Skelettsystems, ggf. ergänzt durch Leberbiopsie und/oder Lymphangioadenographie. Die Beurteilung des Allgemeinzustandes des Patienten bzw. die Festlegung des klinischen Stadiums erfolgten nach den Kriterien von Karnofsky [9] bzw. der Ann-Arbor-Klassifikation [4].

Therapiekonzepte

Die wenigen Patienten im Stadium I und in Einzelfällen auch im Stadium II wurden mit einer Extended-field-Radiotherapie mit einer Zielvolumendosis von 36–44 Gy behandelt [16], während in den generalisierten Stadien III und IV eine zystostatische Chemotherapie zum Einsatz kam.

Entsprechend der histopathologischen Zuordnung des CC-Lymphoms zu den NHL von niedrigem Malignitätsgrad wurde in der Beobachtungsstudie eine exspektative Therapiestrategie verfolgt, die den Einsatz einer milden Chemotherapie mit Chlorambucil (Ch) und Prednison (P) [10] erst bei Zeichen klinischer Progression und dann mit palliativer Intention beinhaltete. Erst bei unzureichendem Ansprechen sollte eine intensivere Kombinationschemotherapie verabreicht werden. Da jedoch bereits während der Rekrutierungsphase der Studie die rasche Progressionstendenz des CC-Lymphoms auffiel, wurde mit der beschriebenen Behandlung dann im weiteren Studienverlauf bereits unmittelbar nach Diagnosestellung begonnen.

In der randomisierten Therapiestudie wurde nach Abschluß der Staging-Untersuchungen sofort die Chemotherapie eingeleitet, wobei die Patienten randomisiert entweder einer Behandlung mit 6–8 Zyklen des COP- [1] oder des intensiveren, Adriamycin enthaltenden CHOP-Schemas [14] zugeordnet wurden. Die Beurteilung des Therapieerfolges in den Kategorien einer Vollremission, Teilremission oder eines Nichtansprechens erfolgte nach den üblichen Kriterien, wie bereits ausführlich dargestellt [15].

Statistische Auswertungen

Für die Ermittlung bzw. den Vergleich der Überlebenswahrscheinlichkeitskurven (durchgeführt am Biometrischen Zentrum für Therapiestudien in München) wurden die Modelle von Kaplan und Meier [8] bzw. Mantel und Cox [13, 5] angewandt.

Ergebnisse

In der prospektiven Beobachtungs- bzw. der randomisierten Therapiestudie wurde in 5 bzw. 4 Jahren jeweils ein Patientenkollektiv von 87 bzw. 84 Fällen rekrutiert, das sich auch bezüglich der einzelnen klinischen Merkmale als sehr ähnlich strukturiert erwies (Tabelle 1). So bestehen beim Vergleich der initialen Manifestationsmuster geringe Unterschiede lediglich in der Häufigkeit des Befalls des Gastrointestinaltraktes und des Waldeyerschen Rachenringes bzw. des Nachweises atypischer Lymphozyten im peripheren Blut. Der Vergleich der übrigen Parameter zeigt dagegen eine sehr gute Übereinstimmung der in beiden Studien erhobenen Daten.

In Tabelle 2 sind die Behandlungsergebnisse dargestellt, die durch Einsatz einer initialen alleinigen Radiotherapie in den lokalisierten Stadien I und II erreicht werden konnten, wobei keinerlei Unterschiede zwischen der Beobachtungs- und der Therapiestudie bestehen. Zumindest im Stadium I wurde in allen 7 Fällen eine Vollremission erreicht, die sich bisher im Median über 2 Jahre als stabil erwies. In 2 Fällen traten Rezidive nach 14 bzw. 24 Monaten auf. Auch

Tabelle 1 Klinisches Manifestationsmuster des zentrozytischen Lymphoms (n = 171)

	prospektive Beobachtungsstudie (n = 87)	randomisierte Therapiestudie (n = 84)
Geschlechtsverteilung m : w	3,1 : 1	2,7 : 1
Altersmedian (Spanne)	64 (24–88) Jahre	60 (16–83) Jahre
B-Symptomatik	41%	47%
Initialer Befall		
Lymphknoten	92%	100%
Knochenmark	64%	60%
Milz	57%	54%
Leber	36%	31%
Gastrointestinaltrakt	30%	17%
Blut	27%	39%
Waldeyerscher Ring	24%	14%

Tabelle 2 Erfolg alleiniger Radiotherapie (RT) im Stadium I/II (Zusammenfassung der Beobachtungs- und Therapiestudien)

Stadium		Vollremission nach RT		Rezidiv-frei	Überlebens-zeit	Tumor tod
	n	n	Dauer Monate[1]	n	Monate[1]	n
I/I_E	8	7/7	24 (8–102)	5/7	49 (14–104)	1[2]/7
II/II_E	12	3/4	20, 36, 50	0/3	47 (11–88)	3/4

(1) Median (Spanne)
(2) Zweitmalignom

Tabelle 3 Erfolg initialer Chemotherapie in den Stadien III/IV in der prospektiven Beobachtungsstudie

Therapie-schema	Stadium III n	Stadium IV n	Gesamt n	Therapie-beginn verzögert	Vollremission n	Vollremission Dauer Monate	Rezidiv-frei n	Gesamtüber-lebenszeit Monate	Tumor-tod n
ChP[(1)]	2	27	29	9/29	3*/29	6, 8, 13	1/3	30 (2–67)	24/29
COP[(2)]	3	18	21	6/21	3/21	4, 5, 80	2/3	16 (2–87)	15/21
COPP[(3)]	1	6	7	0/ 7	4/ 7	7 (1–19)	2/4	14 (5–67)	2/ 7
Σ	6	51	57	15/57 (26%)	8/57 (14%)		4/8 (50%)	22 (2–87)	41/57 (72%)

(1) Chlorambucil, Prednison
(2) Cyclophosphamid, Oncovin (Vincristin), Prednison
(3) Cyclophosphamid, Oncovin (Vincristin), Prednison, Procarbazin
* Vollremission in zwei Fällen erst nach ergänzender Chemotherapie (COP bzw. COPP)

im Stadium II konnten in 3 von 4 Fällen noch Vollremissionen von 20–50 Monaten Dauer erreicht werden, woraufhin jedoch in allen 3 Fällen Rezidive auftraten. 3 von 4 Patienten dieser Gruppe sind in Progression verstorben, während von den 7 Patienten im Stadium I bisher nur einer an einem Zweitmalignom verstarb.

In Tabelle 3 sind die durch Chemotherapie in den Stadien III und IV in der prospektiven Beobachtungsstudie erzielten Behandlungsergebnisse zusammengefaßt. In 26% der Fälle wurde die Behandlung erst nach einem therapiefreien Beobachtungsintervall eingesetzt, während die rasche Progression bei 74% der Fälle einen raschen Therapiebeginn nach Diagnosestellung diktierte. Bei 51% der Patienten wurde die Chemotherapie mit der Kombination von ChP [10] eingeleitet, wonach nur in einem Fall eine relativ instabile Vollremission eintrat. Die bei 37% bzw. 12% der Fälle bereits initial eingesetzten intensiveren COP- bzw. COPP-Schemata [6] führten zu höheren Vollremissions- und Rezidivfreiheitsraten. Aber auch mit diesen Schemata wurden insgesamt nur 14% Vollremissionen erreicht, wobei die Hälfte dieser 8 Patienten bereits binnen weniger Monate ein Rezidiv erlitt (in einigen Fällen fehlen Informationen über den weiteren Verlauf). Ein direkter Vergleich der 3 Therapiegruppen ist aber insofern problematisch, als die Gesamtüberlebenszeiten und die tumorbedingten Todesfallraten erheblich durch die stark variierenden Beobachtungszeiten (insgesamt 2–87, Median 22 Monate) beeinflußt werden. Darüber hinaus lagen sowohl dem Zeitpunkt des Therapieeinsatzes als auch der Wahl des Induktionsschemas u. a. die klinischen Aktivitätskriterien des Lymphoms im Einzelfall zugrunde.

In Tabelle 4 sind die in der randomisierten Therapiestudie durch den Einsatz des COP- oder CHOP-Schemas erreichten Behandlungsergebnisse einander gegenübergestellt. Dabei ist zu beachten, daß die Vollremissionen in 8/15 Fällen der COP- und in 10/15 Fällen der CHOP-Gruppe durch die Induktionstherapie allein erreicht wurden. Gleiches gilt für die partiellen Remissionen (10/16 in der COP- bzw. 7/8 in der CHOP-Gruppe). Die zusätzlichen Voll- (7/15 in der COP-, 5/15 in der CHOP-Gruppe) bzw. Teilremissionen (6/16 in der COP-, 1/8 in der CHOP-Gruppe) wurden erst durch anschließenden Einsatz weiterer Chemotherapie-Kombinationen, u. a. modifizierter CHOP-Schemata, COPP oder COMLA [19], und/oder ergänzender Radiotherapie erreicht.

Beim direkten Vergleich der beiden Randomisationsgruppen ergeben sich keinerlei signifikante Unterschiede bezüglich der Vollremissionsquote und -stabilität bzw. der Gesamtüberlebenswahrscheinlichkeit. Dies wird besonders deutlich bei der vergleichenden Darstellung (Abb. 2) der Gesamtüberlebenswahrscheinlichkeit (Abb. 2a) und der Rezidivfreiheit (Abb. 2b) der Patienten beider Therapiegruppen.

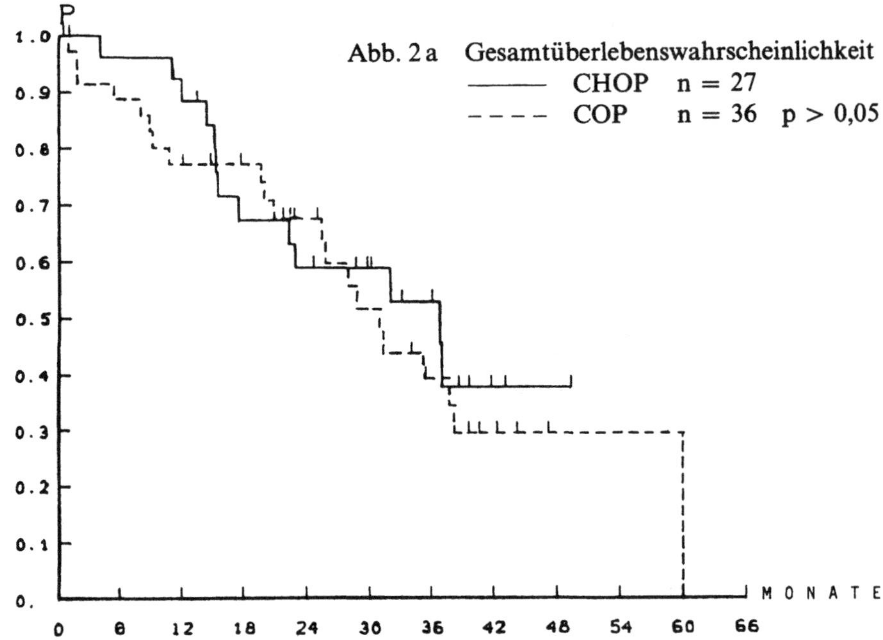

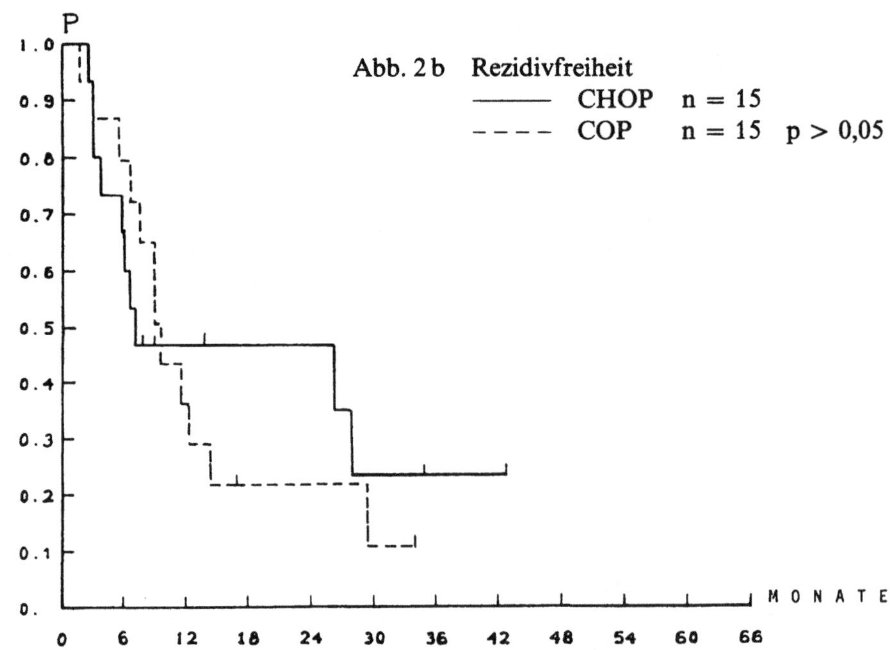

Abb. 2 Überlebenswahrscheinlichkeit der Patienten mit zentrozytischem Lymphom in den Stadien III und IV in den Therapiegruppen COP und CHOP (randomisierte Therapiestudie [15])

Tabelle 4 Ergebnisse der randomisierten Therapiestudie

	Therapiegruppe COP n	Monate	CHOP n	Monate
Gesamtzahl der Patienten	37		26	
Vollremissionen	15 (41%)		15 (58%)	
Partielle Remissionen	16 (43%)		8 (31%)	
Rezidive/Vollremissionen	11/15		10/15	
Mediane Beobachtungszeit		25		25
Mediane Überlebenswahrscheinlichkeit		32		37
Mediane rezidivfreie Überlebenszeit	15	10	15	7
Todesfälle	21 (57%)		13 (50%)	
in Progression	19		11	
andere Ursachen	2(1)		2(2)	

(1) Herzinfarkt, Lungenembolie
(2) Herzinsuffizienz, Zweitmalignom

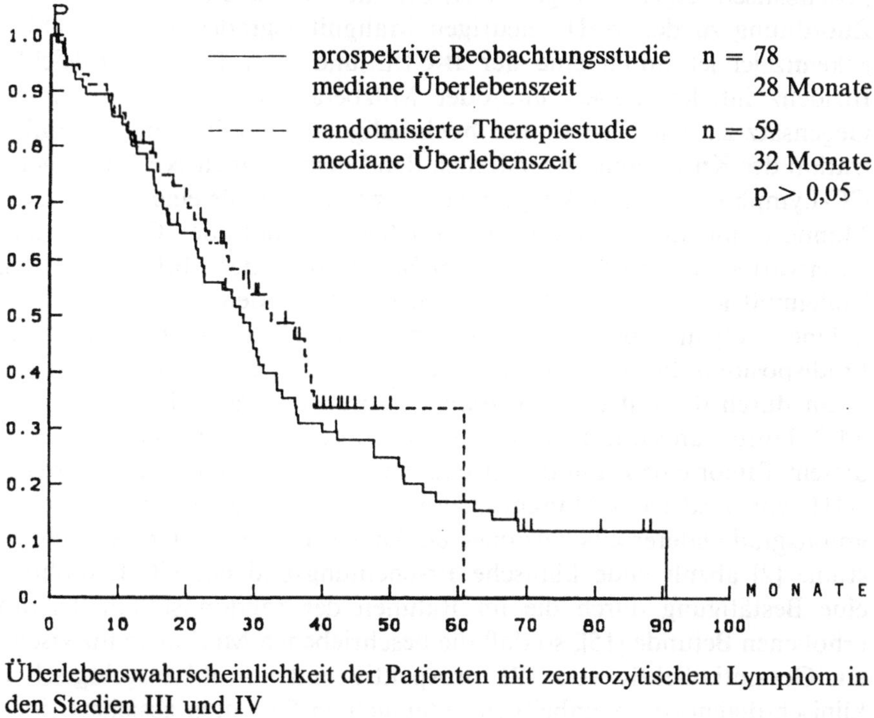

Abb. 3 Überlebenswahrscheinlichkeit der Patienten mit zentrozytischem Lymphom in den Stadien III und IV

Im Vergleich zu den Behandlungsergebnissen in der Beobachtungsstudie ist durch den konsequenten Einsatz des COP- oder CHOP-Schemas bereits nach Diagnosestellung eine deutlich höhere Gesamtvollremissionsrate (48%) zu erreichen. Diese Verbesserung der Prognose wird bei dem Vergleich der Gesamtüberlebenswahrscheinlichkeitskurven der Patientengruppen in den fortgeschrittenen Stadien III und IV aus beiden Studien (Abb. 3) deutlich, wobei der Unterschied der medianen Überlebenswahrscheinlichkeit von 28 Monaten in der Beobachtungs- bzw. 32 Monaten in der Therapiestudie das Signifikanzniveau nicht erreicht ($p > 0{,}05$). Beide Kurven weisen jedoch die typischen Merkmale der entsprechenden Darstellungen für andere NHL niedrigen Malignitätsgrades mit dem kontinuierlichen Abfall ohne Plateaubildung auf.

Diskussion

Das CC-Lymphom, das in der Kiel-Klassifikation der NHL [11] auf der Basis morphologischer Kriterien identifiziert wurde, ließ sich in der prospektiven Beobachtungsstudie der Kieler Lymphomgruppe [2] auch als eine klinisch und prognostisch eigenständige NHL-Entität definieren. Bei morphologischer Zuordnung zu den NHL niedrigen Malignitätsgrades ist das CC-Lymphom gekennzeichnet durch eine der B-CLL und dem LP-IC vergleichbar hohe Inzidenz intialen Leber- und/oder Milzbefalls und einer – zumindest im Gegensatz zu den CB-CC und hochmalignen Lymphomen – häufigen Infiltration des Knochenmarks. Ähnlich den hochmalignen NHL dagegen ist beim CC-Lymphom in bis zu knapp einem Drittel der Fälle eine primär extranodale Manifestation im Waldeyerschen Rachenring und/oder Gastrointestinaltrakt zu erwarten, während dies nur bei bis zu 10% der übrigen NHL niedrigen Malignitätsgrades der Fall ist. Im Gegensatz zu den anderen NHL (mit Ausnahme des lymphoblastischen Lymphoms vom T-Zell-Typ) besteht eine starke Prädisposition des männlichen Geschlechts. Das CC-Lymphom ist jedoch vor allem durch die mit einer medianen Überlebenswahrscheinlichkeit von etwa 2 1/2 Jahren unerwartet schlechte Prognose charakterisiert, die es nahelegt, diesem Tumor eine zumindest prognostisch intermediäre Stellung zwischen den NHL von niedrigem Malignitätsgrad einerseits und jenen von hohem Malignitätsgrad andererseits beizumessen. Dieses aus den Daten der Beobachtungsstudie [2] abzulesende klinische Erscheinungsbild des CC-Lymphoms findet eine Bestätigung durch die im Rahmen der randomisierten Therapiestudie erhobenen Befunde [15], so daß die beschriebenen Merkmale inzwischen durch ein Gesamtkollektiv von 171 prospektiv und sowohl histologisch als auch klinisch-diagnostisch einheitlich untersuchten Patienten gesichert sind.

Begründet durch die für ein NHL niedrigen Malignitätsgrades so schlechte Prognose des CC-Lymphoms erlangt eine Analyse der bisherigen Therapieerfahrungen besondere Bedeutung, wobei sich bei zusammenfassender Beurteilung der Beobachtungs- und der Therapiestudie in Abhängigkeit vom klinischen Stadium einige Grundprinzipien erkennen lassen:

Bei 7 Patienten im klinischen Stadium I (beide Studien) wurde durch den alleinigen Einsatz einer initialen Radiotherapie in allen Fällen eine bei 5 Patienten auch anhaltende Vollremission erreicht. Von den 4 in gleicher Weise behandelten Patienten im klinischen Stadium II erlangten nur 3 eine Vollremission, und nachfolgend erlitten alle 3 ein Rezidiv. Im streng lokalisierten Stadium I/I_E scheint somit der Einsatz einer Extended-field-Radiotherapie eine hohe Erfolgsquote zu bieten, die möglicherweise sogar die Chance der Heilung einschließt. Dagegen birgt bereits im Stadium II die lokale Bestrahlung ein hohes Rezidivrisiko, so daß der Einsatz einer systemischen Polychemotherapie vermutlich zu favorisieren wäre.

Während kein Zweifel am Ansprechen des CC-Lymphoms auf eine systemische Polychemotherapie in den generalisierten Stadien III und IV besteht, müssen doch der Zeitpunkt des Einsatzes, die Art und die Intensität einer derartigen Behandlungsweise diskutiert werden. Wie die prospektive Beobachtungsstudie zeigte, ist die insgesamt beobachtete mediane Überlebenswahrscheinlichkeit durchaus durch die wenig intensive und anscheinend nur in Ausnahmefällen zur Vollremission führende Behandlung nach dem ChP-Protokoll zu erreichen, wobei nicht übersehen werden darf, daß die tumorbedingte Todesfallrate von 83% den palliativen Charakter dieses Therapieweges unterstreicht. Zusätzlich ist hervorzuheben, daß das Konzept der therapiefreien Beobachtung bis zum Auftreten der Progression nur bei 1/4 der Patienten überhaupt realisierbar war. Obwohl angenommen werden muß, daß jene 28 Patienten, die initial mit den intensiveren COP- oder COPP-Schemata behandelt wurden, a priori ein prognostisch ungünstigeres Kollektiv mit vermehrten Aktivitätszeichen der Erkrankung darstellten, so sind doch die höheren Remissionsquoten und niedrigeren Tumortodesfallraten bemerkenswert. Allerdings wird der detailliertere Vergleich mit der ChP-behandelten Gruppe eingeschränkt durch die von Fall zu Fall stark variierenden Beobachtungszeiten.

Aus diesen Ergebnissen ergab sich die Zielsetzung der nachfolgenden randomisierten Therapiestudie. Es sollte geklärt werden, ob beim CC-Lymphom in den generalisierten Stadien III/IV eine stabile Vollremission durch Chemotherapie erreichbar und die Erkrankung – wie die hochmalignen Lymphome – grundsätzlich heilbar ist, und durch welchen Intensitätsgrad die dazu einsetzbaren Wirkstoffkombinationen gekennzeichnet sein müßten. Daher wurden die zum Zeitpunkt des Studienbeginns durch umfangreiche klinische Erfahrungen etablierten und sich neben Dosierungsdifferenzen lediglich durch das Fehlen oder die Einbeziehung des hochwirksamen Anthracyclins unterscheidenden COP- [1] und CHOP-Schemata [14] ausgewählt. Die Analyse der Behandlungsergebnisse [15] ließ dann jedoch keinerlei signifikante Unterschiede bezüglich der Voll- oder Teilremissionsquoten, der Remissionsstabilität bzw. Rezidivfreiheit oder der Überlebenswahrscheinlichkeit erkennen. Die auch in dieser prospektiven Therapiestudie geringe Stabilität der erreichten Vollremissionen sowie der deutliche prognostische Vorteil auch der Teil- und Vollremissionen gegenüber den Therapieversagern (veranschaulicht durch den kontinuierlich abfallenden Verlauf der Überlebenswahrscheinlichkeitskurven ohne eine die Heilungschance implizierende Plateaubildung) stellen wiederum die Kriterien dar, die das CC-Lymphom zweifelsfrei als ein NHL von niedrigem Malignitätsgrad einstufen lassen, unabhängig von der tatsächlichen Prognose.

Wenn man absieht von den erfolgversprechenden Behandlungsergebnissen durch Radiotherapie im Stadium I, so ergeben sich die Fragen, ob die Inkaufnahme der Risiken und Nebenwirkungen jeglicher Polychemotherapie angesichts ihrer augenscheinlichen prognostischen Ineffizienz überhaupt gerechtfertigt ist oder aber, ob durch eine weitere Intensivierung und/oder Modifizierung der Behandlungsstrategie eine relevante Verbesserung der Prognose erhofft werden kann [3, 17, 20].

Zumindest zu der ersten Frage vermögen die erwähnten Studien eine Teilantwort zu geben. So scheint das Konzept der prospektiven Therapiestudie, gekennzeichnet durch den Einsatz einer mäßig intensiven Polychemotherapie unmittelbar nach Diagnosestellung, zumindest gemessen an der Verlängerung der Gesamtüberlebenswahrscheinlichkeit um etwa 1/3 Jahr, einen prognostischen Vorteil zu bieten. Die Relevanz dieser Beobachtung wird derzeit auch in einer auswärtigen Studie [20] überprüft, in der das Konzept von ‚watch and wait' im direkten randomisierten Vergleich mit einer bereits initial sogar sehr intensiven Polychemotherapie, ergänzt durch total-lymphatische Bestrahlung, evaluiert wird.

Die Zielsetzung der randomisierten Therapiestudie beim CC-Lymphom umfaßte nicht die Einschätzung des prognostischen Wertes einer adjuvanten Radiotherapie oder einer bereits initial noch intensiveren Polychemotherapie. Da jedoch beide Modalitäten bei der Mehrzahl der Patienten im Verlauf der Erkrankung ohnehin zum Einsatz kamen, ist es zumindest fraglich, ob von einem dieser beiden Wege ein bahnbrechender prognostischer Erfolg erwartet werden darf. Somit muß das fortgeschrittene CC-Lymphom unter konventionellen Therapien bislang noch als eine unheilbare Erkrankung angesehen werden. Inwieweit die modernen Ansätze zur Immuntherapie von prognostischer Relevanz sein werden, ist noch nicht absehbar. Einen positiven Ausblick könnte – zumindest für junge Patienten – der rechtzeitige Einsatz einer kombinierten Chemo- und Radiotherapie in supravitaler Dosierung mit nachfolgender autologer Knochenmarktransplantation bieten.

Literatur

[1] Bagley, C. M., V. T. DeVita jr., C. W. Berard et al.: Advanced lymphosarcoma: Intensive cyclical combination chemotherapy with cyclophosphamide, vincristine, and prednisone. Ann. Intern. Med. **76** (1972) 227–234.

[2] Brittinger, G., H. Bartels, H. Common et al. (Kiel Lymphoma Study Group): Clinical and prognostic relevance of the Kiel classification of non-Hodgkin lymphomas: Results of a prospective multicenter study by the Kiel Lymphoma Study Group. Hematol. Oncol. **2** (1984) 269–306.

[3] Brittinger, G., P. Meusers, M. Engelhard: Strategien der Behandlung von Non-Hodgkin-Lymphomen. Internist **27** (1986) 485–497.

[4] Carbone, P. P., H. S. Kaplan, K. Musshoff et al.: Report of the committee on Hodgkin's disease staging classification. Cancer Res. **31** (1971) 1860–1861.

[5] Cox, D. R.: Regression models and life tables. J. Roy. Stat. Soc. **34** (series B) (1972) 187–220.

[6] DeVita jr., V. T., G. P. Canellos, B. Chabner et al.: Advanced diffuse histiocytic lymphoma, a potentially curable disease. Results with combination chemotherapy. Lancet **I** (1975) 248–251.

[7] Fischer, R.: Aktuelle Fragen zur Histopathologie und Klassifikation der Non-Hodgkin-Lymphome. Internist **27** (1986) 473–484.

[8] Kaplan, E. L., P. Meier: Non-parametric estimation from incomplete observations. J. Amer. Statist. Ass. **53** (1958) 457–481.

[9] Karnofsky, D. A., J. H. Burchenal: The evaluation of chemotherapeutic agents against neoplastic disease. Cancer Res. **8** (1948) 388–389.

[10] Knospe, W. H., V. Loeb jr., C. M. Huguley jr.: Biweekly chlorambucil treatment of chronic lymphocytic leukemia. Cancer **33** (1974) 555–562.

[11] Lennert, K., N. Mohri, H. Stein et al.: The histopathology of malignant lymphoma. Brit. J. Haematol., Suppl. **31** (1975) 193–203.

[12] Lennert, K., N. Mohri, H. Stein et al.: Malignant lymphomas other than Hodgkin's disease: Histology, cytology, ultrastructure, immunology. In: Uehlinger, E. (Hrsg.): Handbuch der speziellen pathologischen Anatomie und Histologie, Vol. 1, Part 3B. Springer, Berlin – Heidelberg – New York 1978.

[13] Mantel, N.: Evaluation of survival data and two new rank order statistics arising in its consideration. Cancer Chemother. Rep. **50** (1966) 163–170.

[14] McKelvey, E. M., J. A. Gottlieb, H. E. Wilson et al.: Hydroxyldaunomycin (adriamycin) combination chemotherapy in malignant lymphoma. Cancer **38** (1976) 1484–1493.

[15] Meusers, P., H. Bartels, T. Binder et al.: Multicenter randomized therapeutic study for advanced centrocytic lymphoma: Anthracycline does not improve the prognosis. Hematol. Oncol. (1989) in press.

[16] Musshoff, K.: Strahlentherapie der Non-Hodgkin-Lymphome. Indikationen, Methoden und Ergebnisse. Internist **21** (1980) 502–511.

[17] Rosenberg, S. A.: The low-grade non-Hodgkin's lymphomas: Challenges and opportunities. J. clin. Oncol. **3** (1985) 299–310.

[18] Rosenberg, S. A., H. S. Kaplan: Clinical trial in the non-Hodgkin's lymphomata at Stanford University experimental design and preliminary results. Brit. J. Cancer, Suppl. II **31** (1975) 456–464.
[19] Sweet, D. L., H. M. Golomb, J. E. Ultmann et al.: Cyclophosphamide, vincristine, methotrexate with leucovorin rescue, and cytarabine (COMLA) combination sequential chemotherapy for advanced diffuse histiocytic lymphoma. Ann. Intern. Med. **92** (1980) 785–790.
[20] Young, R. C., D. L. Longo, E. Glatstein et al.: The treatment of indolent lymphomas: Watchful waiting v aggressive combined modality treatment. Seminars in Hematology **25** (1988) 11–16.

Mitoxantrone in combination with prednimustine in non-Hodgkin's lymphoma of intermediate and high grade malignancy

K. E. Landys

Zusammenfassung

Novantron und Sterecyt sind beide bei Non-Hodgkin-Lymphomen ungünstiger Prognose (UNHL) monotherapeutisch wirksam. Um die Wirksamkeit und Verträglichkeit der Kombination (NOSTE-Schema) zu beurteilen, wurden 28 Patienten mit rezidiviertem, refraktärem oder fortgeschrittenem UNHL in eine Studie aufgenommen. Bei diesen Patienten kam eine aggressive konventionelle Chemotherapie nicht in Frage.

Alle Patienten hatten histologisch nachweisbare UNHL mit meßbaren oder evaluierbaren Läsionen, einem Performance-Status ≤ 3 und ein medianes Alter von 68 Jahren (Bereich 45–84). 11 Patienten waren mit Doxorubicin- bzw. Epidoxorubicin-haltigen Schemata vorbehandelt worden, ein Patient hatte CVP als Primärtherapie erhalten, und 16 Patienten waren nicht vorbehandelt. Bei Patienten mit kardialen Risikofaktoren wurde die kardiale Funktion durch MUGA-Scan überwacht.

Novantron wurde in einer Dosis von 8 mg/m^2 in 100 ml einer 90%igen NaCl-Lösung als 30-Minuten-Infusion an den Tagen 1 und 2 verabreicht und Sterecyt p. o. in einer Dosis von 100 mg/KOF $\leq 1{,}6$ m^2 bzw. 150 mg/KOF $> 1{,}6$ m^2 an den Tagen 1–5. Das Dosierungsintervall betrug 4 Wochen. Die Zahl der verabreichten Zyklen pro Patient variierte zwischen 3 und 12.

Objektives Ansprechen trat bei 22 von 28 (78%) Patienten auf (20 CR, 2 PR), kein Ansprechen bei 6 von 28 (22%) Patienten (4 SD, 2 PD).

Bei einem Patienten mit Asthma und ischämischer Herzerkrankung wurde eine Abnahme der linksventrikulären Auswurffraktion beobachtet. Die hämotologische Toxizität war tolerierbar; gastroenterologische Nebenwirkungen wurden selten beobachtet; Alopezie trat nicht auf.

Nach einer medianen Beobachtungszeit von 28 Monaten betrug die Gesamtüberlebensrate 46%, die Überlebensrate bei kompletter Remission 65%. 12

von 20 Patienten mit CR sind noch in Remission mit einer medianen Remissionsdauer von 28,3+ Monaten (Bereich 14–36).

NOSTE ist ein geeignetes Therapieschema für vorbehandelte und nicht-vorbehandelte Patienten mit fortgeschrittenem NHL ungünstiger Prognose mit hohen Remissionsraten, guter Verträglichkeit und geringer Toxizität. NOSTE reduziert die Probleme der konventionellen Anthracyclin-haltigen Schemata und kann gefahrlos bei älteren Patienten und bei bestimmten Patienten mit kardialen Risikofaktoren eingesetzt werden.

Abstract

Novantrone and Sterecyt are both active as single agents in the treatment of UNHL. To evaluate the efficacy and toxicity of NOSTE, 28 patients with relapsed, refractory or advanced UNHL who were not eligible for aggressive conventional chemotherapy were entered into the study. All patients had histopathologically proven UNHL, measurable or evaluable disease, performance status $\leqq 3$ and median age of 68, range 45–84. Eleven patients had received doxorubicin or epidoxorubicin containing regimens and 1 patient had received CVP as first line therapy. Sixteen patients were previously untreated. MUGA scan was used in monitoring cardiac function in patients with cardiac risk. Novantrone was administered at a dose of 8 mg/m^2 IV in 100 ml of 0.9 mg/ml NaCl solution for 30 min on days 1 and 2 and Sterecyt 100 mg/$\leqq 1.6$ m^2–150/> 1.6 m^2 orally on days 1 to 5. The regimen was repeated every 4th week. The number of courses per patient ranged from 3 to 12. Objective response was obtained in 22 of 28 (78%) patients (20 CR and 2 PR). No response occurred in 6 patients (4 SD, 2 PD). Decreased left ventricular ejection fraction was recorded in 1 patient who suffered from asthma and ischemic heart disease. Hematological toxicity was tolerable. Gastrointestinal toxicity was rare. No hair loss was observed. After a median follow-up of 28 months, the overall survival was 46%. The survival of complete responders was 65%. Twelve of twenty complete responders are still in remission, the median duration of remission is 28.3 months, range 14–36. NOSTE is a suitable regimen for previously treated as well as untreated patients with advanced UNHL showing a high response rate, good tolerance and mild toxicity. NOSTE reduces the discomfort associated with conventional dose anthracycline-containing regimens and can be safely used in the treatment of elderly patients and some patients with cardiac risk.

Introduction

Over the past two decades considerable advances have been made in the treatment of non-Hodgkin's lymphoma (NHL) using doxorubicin in multiple drug sequential combination chemotherapy. However, complex regimes including high doses of 4–6 drugs are difficult to handle in elderly patients, in patients with cardiac risk and in heavily pretreated patients. The optimal treatment and even the prognosis for these patients remain highly controversial. All of these new regimens produce severe toxicity and at present exact confirmation of their advantages over optimally used simpler regimens is lacking. Furthermore, some patients fear aggressive cytostatic therapy as much as their malignant disease and refuse the conventional chemotherapy because of the toxicity. It is, therefore, important to search for agents, showing an activity against NHL without serious side effects. From this point of view, Novantrone® (mitoxantrone) an anthracenedione derivative and Sterecyt® (prednimustine) chlorambucil ester of prednisolone showed promising results in NHL as a single drug therapy. There were 24–43% response rates with Novantrone [3, 4] in phase II trials in refractory NHL of high and intermediate malignancy grade. Sterecyt as a single agent in pretreated patients with NHL of low and intermediate malignancy grade showed a response rate of 63% [2]. The combination of Novantrone and Sterecyt was chosen because of high activity and favorable toxicity of both agents in previous single-drug studies in patients with NHL. Novantrone 16 mg/m^2 per cycle was divided in two doses given for two days in order to prevent the expected cardiotoxicity especially in patients pretreated with doxorubicin.

The aim of the present study was to assess the efficacy and toxicity of Novantrone in combination with Sterecyt in patients with relapsed, refractory or advanced disease and who were not eligible for conventional aggressive combination chemotherapy.

Materials and methods

Patients

Twenty-eight patients entered the study between August 1984 and April 1986. Eligibility criteria included: Histopathologically proven disease classified by Kiel classification [7] as centroblastic/centrocytic diffuse (CB/CCd) corresponding to intermediate malignancy grade, centroblastic (CB), immunoblastic (IB), and unclassified blastic (UB) corresponding to high grade malignancy histopathologies; at least one measurable lesion; WHO performance status ≤ 3;

previous therapy discontinued at least 4 weeks before start of treatment; Patients not eligible for conventional aggressive combination chemotherapy as follows:

a) Patients with cardiac risk factors i. e. age over 70 years, hypertension with hemodynamic insufficiency requiring treatment, arrhythmia, ischemic heart disease, myocardial infarction at least 6 months ago, chronic obstructive lung disease, irradiation to mediastinum 40 Gy, previous treatment with doxorubicin reaching a cumulative dose ≥ 550 mg/m^2, and
b) Patients who refused proposed conventional chemotherapy;

Exclusion criteria were: White blood cells < 2.0 and/or platelet count $< 50 \times 10^9$/l; congestive heart failure, myocardial infarction during the previous six months, active ischemic heart disease or uncontrolled hypertension; bleeding disorders; serum creatinine > 200 µmol/l; central nervous system involvement. The characteristics of the patients according to the different risk factors are listed in table 1.

Table 1 Patient characteristics (n = 28)

Cardiac risk factors	
Age > 70 years	14
Hypertension	5
Arrhythmia	3
Myocardial infarction	3
Previous ADM > 500 mg/m^2	3
Asthma and ischemic heart disease	1
Asbestosis	1
Chest irradiation 40.0 Gy	1
Number of risk factors per patient	
1	13
2	11
3	3
None	1

Study parameters

The study parameters consisted of history, physical examination, performance status, body weight, Hb. WBC, platelet count and differential, bone marrow biopsy, serum AST, ALT, ALP, bilirubin, Na, K and creatinine, urinanalysis, chest X-ray, CT of the abdomen, ECG, MUGA scan and/or sonography and non-laboratory toxicity record. The hematological parameters were determined on day 1 of each subsequent cycle, side effects were graded according to the WHO criteria [11] and cardiotoxicity was assessed according to the criteria described by Alexander and co-workers [1].

Chemotherapy

Novantrone was given intravenously in a dose of 8 mg/m^2 in 100 ml of 0.9 mg/ml saline for 30 minutes day 1 and 2. Sterecyt was administered orally in an absolute dose of 100 mg/$\leq$ 1.6 m^2 – 150 mg/$>$ 1.6 m^2 on days 1 through 5. The regimen, called "NOSTE" (= *No*vantrone + *Ste*recyt), was repeated every 4th week. Dosage adjustments were done according to the WBC and platelet count measured on day 1 of each cycle, see table 2. The treatment was continued

Table 2 Dose reduction schedule for NOSTE

Novantrone Dose	Sterecyt Dose	WBC x10^9/l		Platelets x10^9/l
100%	100% 5 days	≥4.0	and	≥100
90%	100% 4 days	3.0 – 3.9	and/or	75 – 99
75%	100% 3 days	2.0 – 2.9	and/or	50 – 74
Postpone for one week		<2.0	and/or	< 50

Table 3 Novantrone total dose reduction and sterecyt maintenance therapy scheme for patients previously treated with doxorubicin containing regimen

Total dose of doxorubicin mg/m^2	Total dose of Novantrone mg/m^2	No. of NOSTE cycles	Maintenance therapy with Sterecyt* No. of cycles
≤100	144	9	–
101 – 150	128	8	–
151 – 200	112	7	–
201 – 250	96	6	–
251 – 300	80	5	1
301 – 350	64	4	2
351 – 400	48	3	3
≥450	32	2	4

* Sterecyt 100 – 150 mg PO day 1 – 5, repeated every 3 weeks

up to a total of 9–10 cycles if the patient had not previously, received a regimen containing doxorubicin. If doxorubicin was given previously the total dose of Novantrone was planned according to the reduction scheme, see table 3. Not less than 2 cycles were given. If complete remission was achieved and the treatment according to the NOSTE-protocol completed, the maintenance therapy consisted of Sterecyt at a dose of 100–150 mg orally for 5 days repeated every 3 weeks for a period of 1–4 months in patients who received less than 6 cycles of NOSTE, see Table 3. Thus, every NOSTE-responding patient was treated minimally for a period lasting 6 months.

Evaluation

All patients had at least one measurable lesion and the response to therapy was assessed after the completion of every cycle of treatment and subsequently defined according to the UICC criteria [5]. Since bone marrow involvement is not measurable, complete response in a patient with bone marrow involvement was defined as when core biopsy from iliac crest obtained by the LM-trephine technique [6] repeated twice within two months revealed no lymphoma infiltration. If overall response was judged as stable disease or if progressive disease was noted after 2 cycles, the treatment was discontinued. If an objective remission was reached after 2 cycles, the treatment was continued until the maximum severe toxicity developed or until 10 cycles was reached in non-anthracycline pretreated patients. Hemoglobin, WBC, platelet count, serum natrium, potassium, calcium, creatinine, AST, ALT, ALP and bilirubin were taken before every cycle. Electrocardiogram, heart scintigraphy and/or sonography for determination of left ventricular ejection fraction (LVEF) in patients with cardiac risk were assessed prior to therapy and repeated at the completion of therapy. Duration of remission, time to treatment failure and survival were calculated according to Peto [9].

Results

Response to treatment

All patients entered into the study could be evaluated for response. The median number of courses per patient was 5.5 (range 2–10). Fifteen patients reached complete response after the first course of therapy. Table 4 shows the responses of patients according to their clinico-pathological characteristics, previous treatment, and number of NOSTE courses. Of the 28 patients treated with NOSTE, 20 (71%) achieved a complete response and 2 (7%) resulted in partial response; 95% confidence interval for CR 20/28 was 51 to 87%. Four remained

Table 4 Treatment results with NOSTE in 28 patients

Characteristics	All patients	Complete responders	Disease-free survivors
	28	20	12
Age ≤ 69 years	14	8	6
≥ 70 years	14	12	6
Stage IE–IIE	8	6	4
III, IIIE–IV	20	14	8
Malignancy grade histopathology			
Intermediate CB/CCd	13	13	7
High CB	5	5	3
IB	6	2	2
UB	4	0	0
Nodal presentation	10	9	6
Extranodal presentation	18	11	6
Bone marrow involvement	6	4	3
B-symptoms: present	9	4	2
absent	19	16	10
Performance status WHO			
0–2	13	11	10
3	15	9	2
Initial chemotherapy** response			
Refractory	4	1	0
CR – relapse ≤ 1 year	2	2	2
CR – relapse > 1 year	5	5	1
Previously untreated	17	12	9
NOSTE chemotherapy			
No. of courses given			
2– 4	14	10	4
5– 7	7	3	2
8–10	7	7	6

* After a median follow-up of 28 months, range 16–37

** With an anthracycline containing regimen: cumulative dose of Adriamycin 203–705 mg/m², Epidoxorubicin 156–300 mg/m²

in stable disease and 2 experienced progression. Eight of the 11 (72%) previously anthracyline treated patients achieved complete response. Twelve of 17 (70%) patients who had not received previous treatment with anthracyclines achieved a complete response, 2 of the 17 (12%) had a partial response. Three of 4 patients with stable disease responded neither to previous anthracycline-containing chemotherapy nor to NOSTE and died of malignant disease after

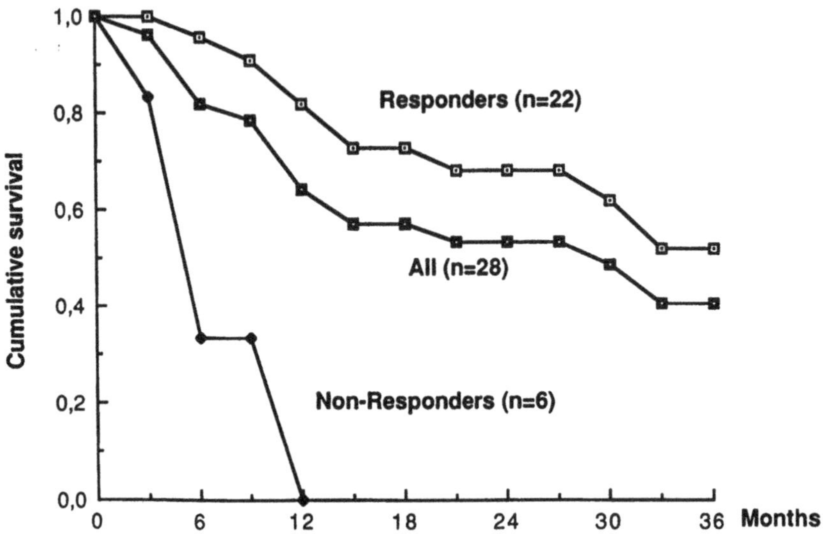

Fig. 1 Probability of survival in 28 patients with unfavorable non-Hodgkin's lymphoma treated with mitoxantrone + prednimustine

5, 11, and 24 months respectively. One patient with stable disease died after 10.5 months of a sudden misfortune by submersion; post mortem was done and neither progression nor new lesions were noted. Two patients with disease progression died after 2 and 3 months respectively. The duration of the two partial responses was 4 and 12 months respectively. The first patient with 4 months response duration died after 5 months in progressive disease. The second patient developed complete response after additional neck irradiation of 62.40 Gy to the residual bulky disease and died after 24 months of staphylococcus pneumonia. Of the 20 complete responders, 8 relapsed at 6–25 months (median 12.6 months) and 7 of these died 1–15 months after relapsing. One patient of the relapsing complete responders is alive; after 17 months of CR he had complained of back pain, abdominal discomfort and intestinal bleeding. The examination revealed an inoperable colorectal cancer and concomitant second recurrency of CB/CCd lymphoma. The other 12 complete responders have continued in complete remission for 15 to 37 months (median 28.3 months). Figure 1 shows the probability of survival. The overall survival was 46%.

Toxicity

Hematological toxicity of more than grade 2 had not occured as shown in table 5. Table 6 summarizes other non-hematological toxicities which were rare

Table 5 Hematological toxicity: median counts of WBC and platelets by number of NOSTE cycles

		Baseline	Cycles 2–4	Cycles 5–7	Cycles 8–10
WBC	median	6.4	5.0	4.7	4.5
	range	2.5–10.9	2.3–10.1	2.1–8.2	2.7–7.7
Platelets	median	213	198	201	152
	range	131–350	115–464	65–340	55–220

Table 6 Non-hematological toxicity (in percent) during 154 NOSTE courses

	WHO grade 0	1	2	3
Nausea	90.0	10.0	–	–
Oral	98.0	2.0	–	–
Infection*	98.0	0.6	1.4	–
Other**	97.4	2.6	–	–

* Skin infection: erysipelas 0.6%, staphlococcus aureus 1.4%
** Fatigue 1.4%, finger skin oedema 0.6%, nail moire 0.6%

and transient. No episode of infection associated with neutropenia was observed. Hair loss was minimal, no one required a wig. Of 14 patients over 70 years old, 7 patients had a significantly reduced LVEF before the start of NOSTE and only one patient (4%) who had a normal LVEF level at the start of therapy, was considered to have drug-related mild cardiotoxicity. In all further cardiac risk patients LVEF was within normal limits. The median LVEF monitored by MUGA-scan at the start of NOSTE therapy was 69% (range 60–74) and 65% (range 59–72) after completion of the therapy. None of these risk patients showed any signs of overt heart failure during the treatment period.

Discussion

The NOSTE regimen had a high efficacy inducing complete response in 71% of patients. The possible explanation is that Novantrone in combination with an alkylating agent such as chlorambucil with prednisolone is active in NHL. This has been recently demonstrated by Newland and co-workers [8] who reached 92% response (35% CR) in heavily pretreated patients using Novantrone 14 mg/m^2 as a bolus injection followed by 10 days of oral treatment with chlorambucil and prednisolone at 3–4 weekly intervals. The most significant aspect of the activity of Novantrone in NHL is that CR can be induced in patients who have already received extensive treatment with doxorubicin containing regimens. The CR-rate in previously doxorubicin-treated and doxorubicin untreated was 73% and 70% respectively, which indicates an incomplete cross-resistance between Novantrone and Adriamycin as noted in previous studies [10]. The major advantage of the NOSTE regimen is that the hematological and non-hematological toxicity was not serious and also elderly patients tolerated this treatment well with regard to nausea, vomiting, infections and hair loss. Moreover, NOSTE regimen can be administered in patients over 70 years old with initially significant low LVEF because of underlying cardiac disease. A decreased level of LVEF of 11% without clinical symptoms after completed NOSTE-therapy was observed in one patient only. These data demonstrate that cardiotoxicity of NOSTE can be ameliorated or avoided by close attention to dose and schedule of previously given doxorubicin. Monitoring LVEF by MUGA-scan could be an useful indicator for the safe treatment in patients with cardiac risk. A prospective randomized trial will be necessary to clarify whether drug de-escalation according to the NOSTE schedule may give similar results as multi-drug regimens for the treatment of patients with relapsed NHL. There is still a good chance to improve the cure rate for NHL-patients and make the current treatment less toxic, safer and easier to use. NOSTE represents a promising development towards the goal.

Acknowledgements

I thank Dr. Börje Ridell for re-examination of the histopathological material, Dr. Claes Mercke for review of the clinical data and Eric Holmberg for the statistical data analysis. I also thank Mr. Bodo Schulte-Hordelhoff for typing the manuscript.

References

[1] Alexander, J., N. Dainiak, H. J. Berger et al.: Serial assessment of doxorubicin cardiotoxicity with quantitative radionuclide angiocardiography. New Engl. J. Med. **300** (1979) 278–283.

[2] Cavallin-Ståhl, E., T. R. Möller with the Swedish Lymphoma Study Group: Prednimustine versus cyclophosphamide-vincristine-prednisolone in the treatment of non-Hodgkin's lymphoma with favorable histopathology: Results of a National Cancer Care Program in Sweden. Semin. Oncol. Vol. 1 **13** (1986) 19–22.

[3] Coltman, C. A. Jr., T. M. Coltman, S. P. Balcerzak et al.: Mitoxantrone in refractory non-Hodgkin lymphoma, A Southwest Oncology Group Study. Semin. Oncol. Vol. 11 **3** (1984) 50–53.
[4] Gams, R. A., S. Bryan, G. Dukart et al.: Mitoxantrone in malignant lymphoma. Invest. New Drugs **3** (1985) 219–222.
[5] UICC Technical Report Series – Volume 56: Manual of Cancer Chemotherapy, Chapter 3. S. Monfardini, K. Brunner, D. Growther et al. (eds): 3rd edition UICC, Geneva 1981.
[6] Landys, K.: A New Trephine for Closed Bone Marrow Biopsy. Acta Haemat. **64** (1980) 216–220.
[7] Lennert, K., N. Mohri, H. Stein et al.: The histopathology of malignant lymphoma. Brit. J. Haematol. Suppl. **31** (1975) 193.
[8] Newland, A. C., L. Jones, F. E. Cotter: Mitoxantrone in combination in refractory and relapsed non-Hodgkin's lymphoma. Meeting Abstracts 4th International Symposium on Therapy of Acute Leukemias, p. 16. Rome, February 1987.
[9] Peto, R., M. C. Pike, P. Armitage et al.: Design and analysis of randomized clinical trials requiring prolonged observation of each patient. Analysis and examples. Brit. J. Cancer **35** (1977) 1–39.
[10] Poirier, T. L.: Mitoxantrone. Drug Intell. Clin. Pharm. **20** (1986) 97–105.
[11] WHO: Handbook for Reporting Results of Cancer Treatment. WHO Publication No. 48, Geneva 1979.

Klinische Relevanz der Nierenbeteiligung bei Plasmozytomen und Non-Hodgkin-Lymphomen

H. Löffler

Ausbreitungsstadium und Lymphomtyp bilden die Basis für die prognostische Beurteilung von malignen Lymphomen. Daneben wurden in zahlreichen Analysen Symptome der primären Manifestation der Erkrankung sowie sekundäre Krankheitsmanifestationen, also Komplikationen, im Hinblick auf ihre prognostische Relevanz untersucht. Die klinische Bedeutung der Nierenbeteiligung beim multiplen Myelom ist seit langem bekannt, bei Non-Hodgkin-Lymphomen nur relativ wenig diskutiert worden.

Im folgenden soll die klinische Relevanz der Nierenbeteiligung bei multiplem Myelom und Non-Hodgkin-Lymphomen (NHL) untersucht werden. Unter Nierenbeteiligung wird zunächst unter klinischen Gesichtspunkten eine Einschränkung der Nierenfunktion verstanden, die in der Regel an der Erhöhung des Serumkreatinins gemessen wird, da dieser Parameter in der Literatur am häufigsten verwendet wird. Es bestehen folgende Möglichkeiten der Entstehung einer Funktionsstörung bei multiplem Myelom oder NHL:

1. Die Nieren sind durch Tumorzellen mehr oder weniger stark infiltriert.
2. Funktionsstörung der Niere durch Sekretionsprodukte der Tumorzellen oder durch Freisetzung von intrazellulären Bestandteilen bei Zerstörung des Tumors.
3. Eine tumorbedingte Schädigung entsprechend Punkt 1 und/oder 2 pfropft sich auf eine vorbestehende Funktionseinschränkung auf.
4. Schließlich kann auch eine Kombination von 1 und 2 vorliegen.

Plasmozytom (multiples Myelom)

Unter den prognostischen Faktoren, die beim Plasmozytom analysiert wurden, ist der Nierenfunktion schon seit langem eine besondere Stellung eingeräumt worden. Selbst vor Einführung einer wirksamen Therapie war bekannt, daß Patienten mit Bence-Jones-Proteinurie eine besonders schlechte Prognose bei frühzeitig eingeschränkter Nierenfunktion hatten. Unter den Todesursachen des Plasmozytoms steht die Urämie nach Infektionen an zweiter Stelle [2].

Eigene Untersuchungen zur Frage des Zusammenhangs zwischen Nierenfunktion und Prognose beim Plasmozytom wurden bei 113 Patienten, die in den Jahren 1968 bis 1980 in Kiel untersucht und behandelt worden waren, durchgeführt. In diesem Zusammenhang interessierte besonders die Bedeutung von Kreatinin und Kalzium als Parameter im Rahmen eines Vergleichs verschiedener etablierter Stadiensysteme, aber auch als isolierte prognostische Faktoren [4].

Zunächst konnte bestätigt werden, daß das sogenannte Bence-Jones-Plasmozytom, bei dem eine isolierte Sekretion von leichten Ketten nachgewiesen wird, neben dem sehr seltenen IgD-Plasmozytom eine besonders ungünstige Prognose hat. Zusätzlich wurde gefunden, daß bei allen Patienten, die im Urin eine positive Bence-Jones-Probe hatten, bei 36% eine Niereninsuffizienz bestand gegenüber 19% bei Patienten mit negativer Bence-Jones-Probe. Die eindeutige prognostische Bedeutung der erhöhten Kreatininwerte zeigt eine Gegenüberstellung der medianen Überlebenszeiten von Patienten mit normalen und erhöhten Kreatininwerten (Grenze bei 1,4 mg/dl): Patienten mit normalem Kreatinin hatten eine mediane Überlebenszeit von 57 Monaten gegenüber 11 Monaten bei erhöhten Kreatininwerten. Dieser Unterschied ist signifikant (Abb. 1). Legt man den Grenzwert bei 2,0 mg/dl fest, so wird der Unterschied mit 52 gegenüber einem Monat noch deutlicher. Eindeutige Unterschiede ergeben sich auch, wenn man Patienten mit deutlich erhöhtem Kalziumwert ($\geq$ 3 mmol/l) Patienten mit darunterliegenden Werten gegenüberstellt: Die mediane Überle-

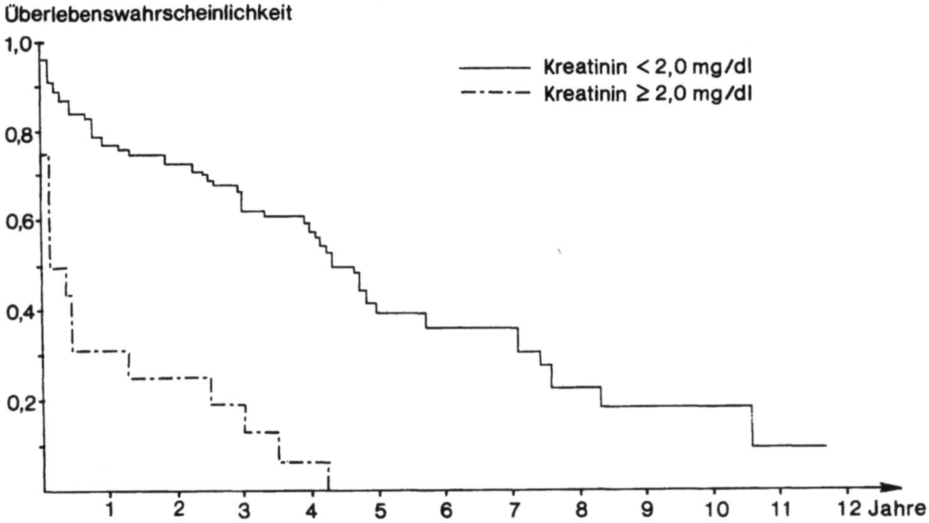

Abb. 1 Überlebenswahrscheinlichkeit bei Patienten mit normalen und erhöhten Kreatininwerten

benszeit beträgt dann für die Patienten mit niedrigen Werten 49 Monate, für Patienten mit erhöhten Werten weniger als einen Monat.

Aus dem Vergleich verschiedener Risikofaktoren, die sich aus Untersuchungen des Autors und der Literatur ableiten lassen, sind – neben dem Grad der Anämie bei Diagnosestellung und einer bestehenden Hyperkalzämie – für die Prognose die Erhöhung des Kreatinins als Maß für eine Nierenfunktionsstörung am wichtigsten. Da Hyperkalzämie und Niereninsuffizienz eng korreliert sind, muß die Hyperkalzämie wahrscheinlich nicht gesondert berücksichtigt werden [3].

Von den eingangs erwähnten Möglichkeiten einer Nierenbeteiligung können beim Plasmozytom alle Faktoren eine Rolle spielen. Neben vorausgegangenen oder parallel zur Myelomkrankheit ablaufenden Harnwegsinfekten mit Pyelonephritiden spielen Leichtkettenproduktion, Zirkulationsstörung, Hyperkalzämie und Amyloidose eine Rolle. Der Begriff der Myelom- oder Plasmozytomniere wird heute als Nierenfunktionsstörung bei Plasmozytom mit unterschiedlichem morphologischem Stubstrat definiert. Die Bence-Jones-Proteinurie allein ist wohl nicht ausreichend für ihre Entstehung; außer einem vermehrten Angebot von Leichtketten ist zumindest ein zweiter Faktor nötig, z. B. eine Ischämie [6].

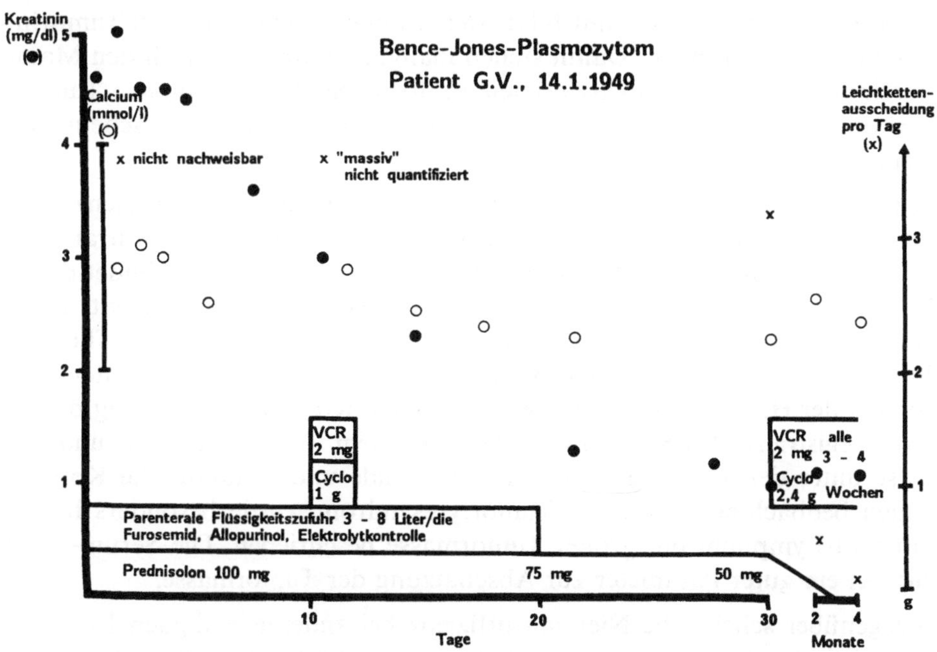

Abb. 2 Verlauf bei einem Bence-Jones-Plasmozytom mit deutlich erhöhtem Kreatinin (5,0 mg/dl) und Hyperkalzämie (max. 3,1 mmol/l) unter Therapie

Zum Zeitpunkt der Diagnosestellung wird bei einem hohen Prozentsatz der an Plasmozytom Erkrankten eine Ausscheidungsstörung mit Proteinurie und ein signifikanter Anstieg des Kreatinins gefunden, ca. 10% der Patienten haben eine schwere Niereninsuffizienz, 80 bis 90% haben im Spätstadium eine renale Insuffizienz. Myelomzellinfiltrate werden bei etwas mehr als 10% der autoptisch untersuchten Patienten beschrieben, ihre Bedeutung für die Funktionsstörung dürfte eher gering sein.

Seit Einführung effektiver Therapieverfahren in Notfallsituationen bei Patienten mit Plasmozytom wie bei hyperkalzämischer Krise und Coma hyperparaproteinaemicum und damit verbundenen Nierenfunktionsstörungen hat sich die Prognose dieser dramatischen Verlaufsformen gebessert. Basis der Therapie sind bilanzierte Hydratation mit gesteuerter Diurese, Glucocorticoidgabe, eventuell Mithramycin sowie Plasmapherese und effektive Chemotherapie (Abb. 2). Bei länger vorbestehender Nierenfunktionsstörung ist auch heute noch mit einer schlechten Prognose zu rechnen.

Non-Hodgkin-Lymphome

Bei Autopsien von Patienten mit NHL werden in etwa einem Drittel Tumorinfiltrate in Nieren gefunden. Damit stehen maligne Lymphome nach den Mammakarzinomen und Lungenkarzinomen an dritter Stelle der malignen Tumore mit sekundärer Nierenbeteiligung. Bei lymphatischen Leukämien scheint der Prozentsatz noch etwas höher zu liegen.

Als einzelner Faktor mit klinischer Bedeutung hat die Niereninsuffizienz beim amerikanischen Burkitt-Lymphom Bedeutung, da relativ häufig Infiltrationen der Niere als Primärmanifestation gefunden werden. Magrath [5] findet dieses Phänomen in 15% der Patienten. Eine Niereninsuffizienz beim Burkitt-Lymphom tritt aber auch als Komplikation im Verlauf oder unter der Therapie nicht selten auf. Vor Beginn der Behandlung hatten 34% der Patienten eine Erhöhung der Harnsäurewerte, in 18% wurde ein Kreatinin von 1,6 mg/dl und darüber registriert. Als Konsequenz von schnellem Tumorwachstum und Tumorlyse unter der Therapie werden häufig renale und metabolische Komplikationen beobachtet. Das akute Tumorlysesyndrom wurde besonders häufig bei Burkitt-Lymphom mit großer Tumormasse beschrieben. Die Serum-LDH ist hierbei ein guter Parameter zur Abschätzung der Tumormasse.

Demgegenüber scheint die Niereninsuffizienz bei anderen malignen Lymphomen statistisch gesehen keine wesentliche prognostische Bedeutung zu haben. In der prospektiven Kieler Lymphomstudie zum Beispiel mit insgesamt 1127 Patienten fehlen Angaben über Nierenbeteiligung oder eingeschränkte Nierenfunktion [1]. Dies steht scheinbar im Gegensatz zu den Autopsiedaten; berücksichtigt man aber die Befunde beim Plasmozytom, so findet sich als Erklärung das Fehlen sekundärer Schädigungsfolgen bei den Non-Hodgkin-Lymphomen, die beim Plasmozytom wichtig sind, zum Beispiel die Bence-Jones-Proteinurie, die häufigere Hyperkalzämie, Amyloidose etc. Allerdings können in Einzelfällen durch Lymphominfiltrate erhebliche Funktionsstörungen der Nieren auftreten, die dann auch prognostische Bedeutung haben. Durch effektive Therapie kann der Verlauf günstig beeinflußt werden, wie dies am folgenden Beispiel deutlich gezeigt werden kann. Bei einer 53jährigen Patientin wurde im März 1987 eine Leukozytose festgestellt. Bei einer Leukozytenzahl von 146,5/µl, einer Knochenmarkinfiltration von 80%, einem 0,5 cm großen Lymphknoten am Hals rechts und sonographisch nachweisbarer Splenomegalie wurde ein lymphoplasmozytoides Immunozytom diagnostiziert. Bereits initial war das Kreatinin auf 1,62 mg/dl und die Harnsäure auf 11,8 mg/dl erhöht. Im weiteren Verlauf kam es zu einem deutlichen Anstieg des Kreatinins bis auf maximal 8,4 mg/dl. Obwohl weder sonographisch noch nach CT-Untersuchung die Infiltration der Nieren erkennbar war, ergab die Nieren-PE eine dichte Infiltration durch Zellen des Immunozytoms. Unter einer Behandlung mit Cyclophosphamid, Vincristin und Prednisolon kam es zu einer Normalisierung der Kreatininwerte (Tabelle 1).

Tabelle 1 Verlauf der Kreatininwerte bei einer Patientin mit lymphoplasmozytoidem Immunozytom

Patientin S. P., 9. 3. 1934
Diagnose: Lymphoplasmozytoides Immunozytom

Datum	Kreatinin (mg/dl)	Therapie	Diagnostik
15. 4. 1987	2,3		
16. 4. – 20. 4.		COP I	
18. 5.	8,4		
			Nierenpunktion
24. 5.	7,8		
29. 5.	4,8		
3. 6.	4,6		
11. 6.	4,5		
18. 6. – 22. 6.		COP II	
23. 6.	3,6		
8. 7.	3,8		
8. 7. – 12. 7.		COP III	
13. 7.	1,6		
29. 7.	1,3		
29. 7. – 2. 8.		COP IV	

Neben diffusen Infiltrationen der Nieren können auch sonographisch oder computertomographisch umschriebene tumorartige Infiltrationen auftreten, wie wir es kürzlich bei einem 67jährigen Patienten mit zentroblastischem NHL sahen, der ebenfalls bereits bei der ersten Untersuchung eine Hyperkalzämie und erhöhte Kreatininwerte hatte, sowie bei einem 57jährigen Mann mit einem polymorphen T-Zell-Lymphom, der eine ausgedehnte extralymphatische Manifestation seiner Krankheit hatte, und bei dem im Rahmen der Durchuntersuchung eine Raumforderung im Bereich beider Nieren nachweisbar war, die dann histologisch als Lymphominfiltration erkannt wurde.

Literatur

[1] Brittinger, G., H. Bartels, H. Common et al.: Clinical and prognostic relevance of the Kiel classification of non-Hodgkin-lymphomas results of a prospective multicenter study by the Kiel Lymphoma Study Group. Hematol. Oncol. **2** (1984) 269–306.

[2] Gassmann, W., T. Haferlach, N. Schmitz et al.: Analyse prognostischer Faktoren beim Plasmozytom. Klin. Wschr. **62** (1984) 896–905.

[3] Gassmann, W., H. Pralle, T. Haferlach et al.: Staging systems for multiple myeloma: a comparison. Brit. J. Haematol. **59** (1984) 703–711.

[4] Haferlach, T.: Diagnostik, Therapie und Analyse prognostischer Faktoren beim Plasmozytom. Inauguraldissertation, Kiel 1983.

[5] Magrath, I.: Burkitt's lymphoma: Clinical aspects and treatment. In: D. W. Molander (ed.): Diseases of the lymphatic system. Diagnosis and therapy. Springer, Berlin–Heidelberg–New York–Tokyo 1984.

[6] Schubert, G. E.: Niere und ableitende Harnwege. In: W. Remmele (Hrsg.): Pathologie 3, S. 1–129. Springer, Berlin–Heidelberg–New York–Tokyo 1984.

III Non-Hodgkin-Lymphome hoher Malignität – Therapiestrategien

Deutsch-österreichische Multizenterstudie bei aggressiven Non-Hodgkin-Lymphomen: COP-BLAM/IMVP-16-Chemotherapie mit adjuvanter Radiotherapie

*H. H. Gerhartz, E. Thiel, G. Brittinger, B. Dörken, M. Engelhard, W. Engert, W. Enne, R. Fuchs, E. Kaiser, R. Kuse, M. Schaefers, H. Seibt, W. Siegert, W. Wilmanns, T. Zwingers, K. Lennert für die NHL-Studiengruppe (Koordinationskomittee: G. Brittinger, R. Heinz, D. Huhn, P. Meusers, W. Siegert, A. Stacher, E. Thiel, W. Wilmanns)**

Zusammenfassung

In einer deutsch-österreichischen Multizenterstudie wurden Patienten mit aggressiven Non-Hodgkin-Lymphomen im Stadium II–IV mit sequentieller COP-BLAM/IMVP-16-Therapie (5 Zyklen/2 Zyklen) behandelt. Anschließend erfolgte bei Vollremission randomisiert eine Radiotherapie. Das Ansprechen wurde nach 3 Zyklen bestimmt, und Patienten ohne Vollremission erhielten schon zu diesem Zeitpunkt weitere Therapiezyklen mit IMVP-16. Zwischen Mai 1986 und Oktober 1987 wurden 191 nicht vorbehandelte Patienten (101 Männer, 90 Frauen, medianes Alter 55 Jahre) in die Studie aufgenommen. 72 Patienten (38%) waren im Stadium II, 50 (26%) im Stadium III und 69 (33%) im Stadium IV.

Zur Zeit sind 145 Patienten im 1. Restaging nach 3 COP-BLAM-Zyklen auswertbar: CR bei 73 Patienten (50%), PR bei 56 Patienten (39%) NC oder PD bei 16 Patienten (11%). Das 2. Restaging konnte nach Abschluß der sequentiellen COP-BLAM/IMVP-16-Therapie für 85 Patienten durchgeführt werden: CR bei 52 Patienten (61%), PR bei 9 Patienten (11%), NC oder PD bei 24 Patienten (28%). Nebenwirkungen unter COP-BLAM waren Hämatotoxizität (77%), Übelkeit/Diarrhoe (40%), Infektionen (26%) und septische Episoden (7%). 4 Patienten starben in Vollremission an Infektionen. Die Überlebenswahrscheinlichkeit erreichte nach etwa einem Jahr bei 60% ein Plateau; das rezidivfreie Überleben der Patienten in Vollremission lag bei 65%.

* gefördert durch BMFT Nr. 01ZPO24

Diese Daten zeigen, daß die Mehrzahl der Patienten mit aggressiven Non-Hodgkin-Lymphomen in fortgeschrittenen Stadien trotz höheren Alters mit einer sequentiellen COP-BLAM/IMVP-16-Therapie bei vertretbaren Nebenwirkungen erfolgreich behandelt werden kann.

Einleitung

Mit konventionellen Chemotherapieschemata wie CHOP können bei bis zu 60% aller aggressiven Non-Hodgkin-Lymphome in fortgeschrittenen Stadien Remissionen erzielt werden [13], aber nur bei einem Drittel aller Patienten ist eine endgültige Heilung möglich [4]. Verschiedene andere publizierte Studien, bei denen Kombinationen von 6 oder mehr Medikamenten eingesetzt wurden [10, 11], legen die Vermutung nahe, daß dadurch bessere Ergebnisse erzielt werden können [6]. Darüber hinaus scheint auch der Einsatz von möglicherweise nicht kreuzresistenten Zytostatika bei Patienten in fortgeschrittenen Krankheitsstadien oder im Rezidiv von Vorteil zu sein [3]. Theoretische Überlegungen [7] haben ebenso wie klinische Erfahrungen mit dem sequentiellen Einsatz verschiedener Therapieschemata [5] die These unterstützt, daß die Gabe von mehreren verschiedenen Zytostatika die Ergebnisse der Chemotherapie weiter verbessern könnte.

Die vorliegende Studie wurde durchgeführt, um Wirksamkeit und Sicherheit einer COP-BLAM-Behandlung [11] mit anschließender Gabe von IMVP-16 [3] bei der Therapie von aggressiven Non-Hodgkin-Lymphomen der Stadien II – IV zu überprüfen. Zusätzlich wurde der Einfluß einer adjuvanten Bestrahlung auf Remissionsdauer und Überlebensraten nach einem randomisierten Studiendesign untersucht.

Patienten und Methoden

In die Studie wurden Patienten mit zentroblastischen, immunoblastischen, lymphoblastischen und nicht-klassifizierten hochgradig malignen Lymphomen (nach der Kiel-Klassifikation [12]) aufgenommen. Da viele ältere Patienten solche Tumoren haben, wurde die Altersgrenze zwischen 15 und 75 Jahren großzügig bemessen. Jüngere (unter 50jährige) Patienten mit lymphoblastischen Lymphomen wurden jedoch parallel hierzu einer aggressiven Therapie unterzogen. Die an der Studie beteiligten Zentren kamen überein, alle Patienten, die die Aufnahmekriterien erfüllten, in die Studie aufzunehmen, um Selektionsfehler zu vermeiden.

Neben Remissionsraten, Überlebensdauer und Dauer der Rezidiv-freien Überlebensraten wurde untersucht, ob Patienten, die auf das primäre Therapieschema (COP-BLAM) nicht ansprechen, erfolgreich durch einen frühen Wechsel auf eine andere Kombination (IMVP-16) behandelt werden können. Außerdem ist immer noch die Frage offen, ob eine derart flexibel gehandhabte Therapie Patienten heilen kann, die nur langsam auf die Therapie ansprechen, oder ob diese Patienten eher Kandidaten für aggressivere Therapieschemata sind, wie etwa die autologe Knochenmarkstransplantation (ABMT).

Das Studiendesign ist in Abbildung 1 dargestellt: Nach der klinischen Stadieneinteilung (Staging) wird die Chemotherapie mit der Gabe von COP-BLAM begonnen [11]. Nach 2 oder 3 Zyklen wird das Ansprechen in einem ersten ‚Restaging' überprüft. Patienten, die eine komplette klinische Remission (CR) erreicht haben, erhalten 2 weitere Zyklen COP-BLAM und anschließend 2 Zyklen IMVP-16 [3]. Nach insgesamt 7 Zyklen wird ein zweites Restaging durchgeführt, und Patienten mit einer Vollremission erhalten nach randomisierter Zuteilung eine adjuvante Bestrahlung im betroffenen Gebiet. Patienten, die nach 3 Zyklen COP-BLAM keine Vollremission erreicht haben (Slow Responder und resistente Fälle) werden sofort auf IMVP-16 umgestellt. Diese Patienten neigen höchstwahrscheinlich zu frühen Rezidiven und werden daher als Hochrisikopatienten betrachtet [1]. Jüngere Patienten mit Teilremission gelten als Kandidaten für eine ABMT. Bei über 50jährigen Patienten werden bis zu 5 Zyklen IMVP-16 plus Radiotherapie empfohlen.

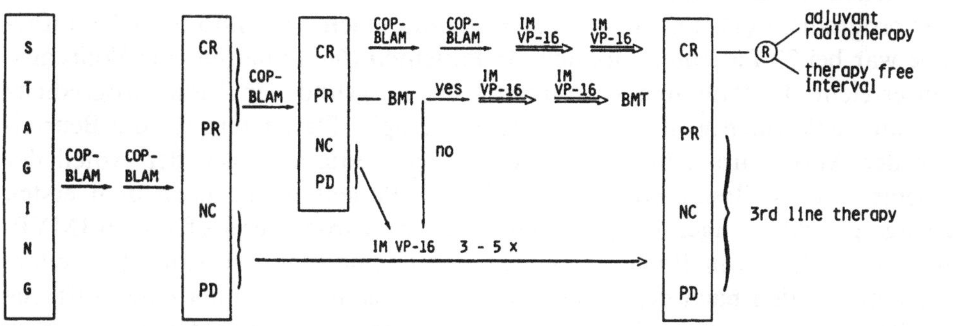

Abb. 1 Studiendesign

Ergebnisse

Bis Oktober 1987 wurden insgesamt 425 Patienten von 45 Zentren für die Studie gemeldet. 165 Patienten wurden ausgeschlossen wegen vorausgegangener Strahlen- oder Chemotherapie (n = 31), klinischen Stadiums I (n = 51), schwerer Begleiterkrankungen (n = 22), eines Alters unter 15 oder über 75 Jahren (n = 31) oder Verletzungen des Studienprotokolls (n = 30).

In einer Pilotstudie wurden 36 Patienten nur mit CHOP behandelt [13]. 25 Fälle von lymphoblastischen Lymphomen bei jüngeren Erwachsenen wurden in eine eigene Studie aufgenommen. Schließlich wurden seit März 1986 191 Patienten, die die Aufnahmekriterien erfüllten, in die COP-BLAM/IMVP-16-Studie aufgenommen. Es ist beabsichtigt, insgesamt 400 Patienten für die Studie zu rekrutieren; das wird voraussichtlich ein weiteres Jahr beanspruchen.

Vorläufige Ergebnisse können für diese erste Gruppe der 191 Patienten vorgestellt werden. Die Gruppe bestand aus 101 männlichen und 90 weiblichen Patienten mit einem medianen Alter von 55 Jahren. Histologisch handelte es sich in 104 Fällen (54%) um zentroblastische Lymphome, in 24 Fällen (13%) um immunoblastische, in 9 Fällen (5%) um lymphoblastische und in 54 Fällen (28%) um nicht-klassifizierbare Lymphome. Bei 94 Patienten (49%) waren die Lymphome größer als 4 cm, und bei 76 Patienten (40%) wurden extranodale Läsionen lokalisiert. 72 Patienten (38%) waren im Stadium II, 50 (26%) im Stadium III und 69 (36%) im Stadium IV. Begleitsymptome lagen bei 88 Patienten (46%) vor. 99 Patienten (52%) wiesen Erhöhungen der Laktatdehydrogenase (LDH) über 240 U/l auf.

Im ersten Restaging nach 3 Zyklen COP-BLAM wurde der Behandlungserfolg bei 146 Patienten überprüft: 73 (50%) hatten eine Vollremission erreicht, 56 eine partielle Remission (39%), und in 16 Fällen war die Krankheit unverändert oder progredient (11%). Ein zweites Restaging nach Abschluß der Chemotherapie war bei 73 Patienten möglich. 48 Patienten (66%) hatten eine Vollremission erreicht. 12 Patienten verstarben früh, aufgrund der Tumorprogredienz oder an Infektionen während der Chemotherapie. Da letztere für die Beurteilung der Ansprechrate herangezogen wurden, reduzierte sich der Anteil der Patienten mit Vollremissionen auf 61%. 11 Patienten, die nach dem ersten Restaging nicht genügend angesprochen hatten, wurden bereits früh auf IMVP-16 umgestellt; 3 von ihnen erreichten damit eine Vollremission. 11 weitere Patienten wurden nach dem ersten Restaging als Teilresponder eingestuft. Sie erhielten jedoch noch 1–2 Zyklen COP-BLAM, bevor sie auf IMVP-16 umgestellt wurden. 7 von ihnen erreichten damit eine Vollremission. 8 Patienten wurden ausschließlich mit COP-BLAM behandelt, obwohl sie beim ersten Restaging als Teilresponder eingestuft worden waren. 3 von ihnen erreichten im weiteren Verlauf noch eine Vollremission.

Nebenwirkungen (WHO-Grad I–IV, meistens I) der COP-BLAM-Therapie waren Hämatotoxizität (77%), Nausea oder Diarrhoe (40%), Infektionen (26%) und septische Episoden (7%). Ähnliche Resultate wurden mit IMVP-16 erzielt. Unter COP-BLAM mußte bei 17% der Patienten die Dosis reduziert

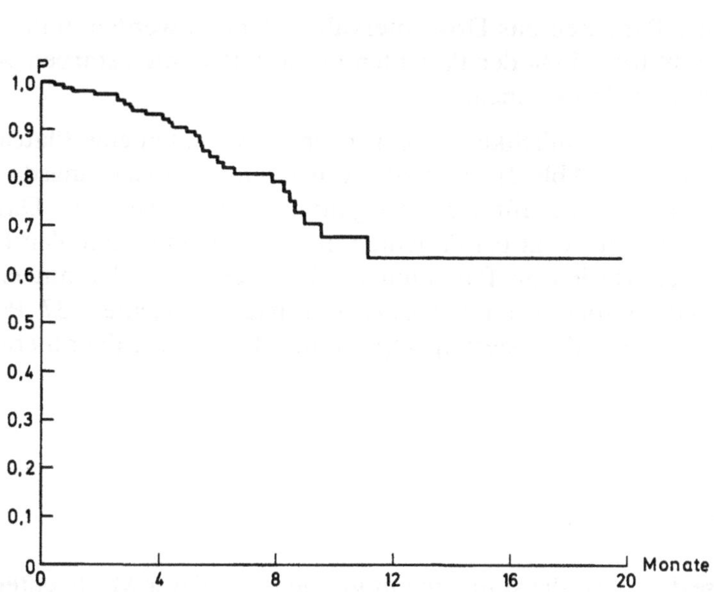

Abb. 2 Überlebenszeit nach sequentieller COP-BLAM/IMVP-16-Therapie; mediane Beobachtungszeit 8 Monate (n = 158)

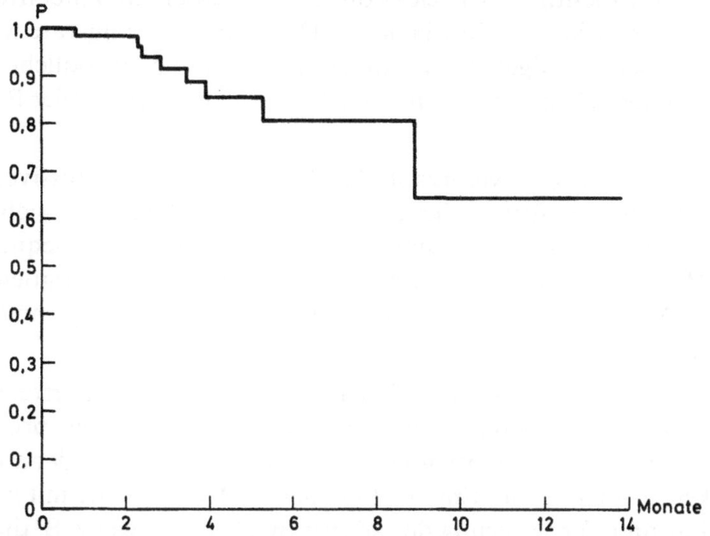

Abb. 3 Remissionsdauer nach sequentieller COP-BLAM/IMVP-16-Therapie; mediane Beobachtungszeit 8 Monate (n = 65)

und bei 18% der Patienten das Dosisintervall verlängert werden, unter IMVP-16 war dies bei 39 bzw. 56% der Patienten nötig. 4 Patienten starben während der Vollremission an Infektionen.

Die Überlebenswahrscheinlichkeit scheint nach 11 Monaten eine Plateauphase bei 60% zu erreichen (Abb. 2), obwohl die mediane Beobachtungsdauer von rund 8 Monaten zu kurz für eine endgültige Analyse ist. Die Dauer des rezidivfreien Überlebens liegt bei Patienten mit Vollremission zur Zeit bei 65% (Abb. 3). Bis jetzt wurden 36 Patienten randomisiert entweder mit einer zusätzlichen Radiotherapie behandelt oder nur nachbeobachtet. 37 Patienten haben entweder die Randomisierung abgelehnt, oder eine Strahlentherapie war kontraindiziert.

Diskussion

Die Ergebnisse dieser Studie stimmen gut mit denen anderer Multizenterstudien überein, bei denen toxischere Therapieschemata eingesetzt worden waren. Dies ist vor allem angesichts des höheren Durchschnittsalters unserer Patienten (55 Jahre) und des hohen Anteils von Patienten mit Risikofaktoren (B-Symptome, LDH-Erhöhung, ‚Bulky Disease' in 40–50% der Fälle) beachtenswert. Außerdem ist eine unbeabsichtigte Vorselektion der Patienten in Anbetracht der großen Patientenzahl sehr unwahrscheinlich. Die Nebenwirkungsrate war zwar hoch, aber nur in sehr wenigen Fällen führte die Therapie zu tödlichen Komplikationen. In anderen Studien traten Todesfälle bei bis zu 10% aller Patienten auf [2, 5].

Die Daten zeigen, daß die Mehrzahl der Patienten mit aggressiven Non-Hodgkin-Lymphomen in fortgeschrittenem Stadium, obwohl es sich in der Mehrzahl um relativ alte Patienten handelt, erfolgreich mit einer sequentiellen COP-BLAM/IMVP-16-Therapie behandelt werden können. Für Patienten mit ungenügendem Ansprechen sollte nach zusätzlichen Behandlungsmodalitäten gesucht werden.

Verbesserungen könnten durch verschiedene Neuentwicklungen erreicht werden, wie Erarbeitung präziserer prognostischer Kriterien für die prospektive Identifizierung von Hochrisikopatienten, konsequenteren Einsatz der autologen Knochenmarkstransplantation, Entwicklung neuer Medikamente mit noch besserer Effektivität und Verbesserung der additiven Therapie, wie z. B. durch den Einsatz des rekombinanten Granulozyten-Makrophagen-stimulierenden Faktors (Granulozyte-Macrophage Colony-Stimulating Factor). Dadurch könnten wir in die Lage versetzt werden, Zytostatika einzusetzen, ohne Toxizitätsbedingte Verzögerungen in Kauf nehmen zu müssen.

Literatur

[1] Armitage, J. C. et al.: Chemotherapy for Diffuse Large Cell Lymphoma – Rapidly Responding Patients Have More Durable Remissions. J. clin. Oncol. **4** (1986) 160–164.

[2] Browne, M. J. et al.: Excess Prevalence of Pneumocystis Carinii Pneumonia in Patients Treated for Lymphoma with Combination Chemotherapy. Ann. Intern. Med. **104** (1986) 338–344.

[3] Cabanillas, F. et al.: IMVP-16: An Effective Regimen for Patients with Lymphoma who Have Relapsed after Initial Combination Chemotherapy. Blood **60** (1982) 693–697.

[4] Coltman, C. A. et al.: CHOP is Curative in Thirty Percent of Patients with Diffuse Large Cell Lymphoma: A Twelve Year Southwest Oncology Group Follow Up. Proc. Amer. Soc. clin. Oncol. **5** (1986) 197 (Abstr.).

[5] Fisher, R. I. et al.: Diffuse Aggressive Lymphomas: Increased Survival After Alternating Flexible Sequences of ProMACE and MOPP Chemotherapy. Ann. Intern. Med. **98** (1983) 304–309.

[6] Gerhartz, H. H. et al.: Vergleich der CHOP- und COP-BLAM-Chemotherapie hochmaligner Non-Hodgkin-Lymphome. Dtsch. med. Wschr. **111** (1986) 1511–1515.

[7] Goldie, J. H., A. J. Coltman: A Mathematical Model for Relating the Drug Sensitivity of Tumors to their Spontaneous Mutation Rate. Cancer Treat. Rep. **63** (1979) 1727–1731.

[8] Goldstone, A. H., J. Gribben, L. Dones: Forth Report of EBMT Experience of Autologous Bone Marrow Transplantation in Lymphoma. Bone Marrow Transpl. **2** (Suppl. 1) (1987) 200 (Abstr.).

[9] Groopman, J. E. et al.: Effect of Recombinant Human Granulocyte-Macrophag Colony-Stimulating Factor on Myelopoiesis in the Aquired Immunodeficiency Syndrome. New Engl. J. Med. **317** (1987) 593–598.

[10] Klimo, P., J. M., Connors: MACOP-B Chemotherapy for the Treatment of Diffuse Large Cell Lymphoma. Ann. Intern. Med. **102** (1985) 596–602.

[11] Laurence, J. et al.: Combination Chemotherapy of Advanced Diffuse Histiocytic Lamphoma with the Six-Drug COP-BLAM Regimen. Ann. Intern. Med. **97** (1982) 190–195.

[12] Lennert, K.: Histiopathology of Non-Hodgkin's Lymphomas. Springer-Verlag, Berlin–New York 1981.

[13] McKelvey, E. M. et al.: Hydroxyldaunomycin (Adriamycin) Combination Chemotherapy in Malignant Lymphoma. Cancer **38** (1976) 1484.

[14] Miller, T. P. et al.: Southwest Oncology Group Clinical Trials for Intermediate and High Grade Non-Hodgkin's Lymphomas. 3rd Int. Conf. Malig. Lymphoma. Abstr. Book, p. 55. Lugano 1987.

[15] Willemze, R. et al.: Intermediate and High Dose AraC and m-AMSA (or Daunorubicin) as Remission and Consolidation Treatment for Patients with Relapsed Acute Leukaemia and Lymphoplastic Non-Hodgkin's Lymphoma. Scand. J. Haematol. **34** (1985) 83–87.

CHOP versus CNOP: Ergebnisse einer Vergleichsstudie

H. Rückle, A. D. Ho, K. Wilms

Zusammenfassung

In einer prospektiv randomisierten, multizentrischen Studie mit insgesamt 222 Patienten wurden Effektivität und Toxizität der Kombinationen Cyclophosphamid, Vincristin, Prednisolon und entweder Doxorubicin (CHOP) oder Mitoxantron (CNOP) bei fortgeschrittenen Non-Hodgkin-Lymphomen (NHL) intermediären oder hohen Malignitätsgrades überprüft.

40% der Patienten im CHOP- und 38% der Patienten im CNOP-Arm erzielten in der bisherigen Interimsanalyse eine komplette Remission. Ein weiterer Anstieg der Remissionsraten nach Abschluß der Studie ist zu erwarten. Remissionsdauer und Überlebenszeit sind nach einer mittleren Beobachtungszeit von 17 Wochen noch nicht kalkulierbar; gastrointestinale Nebenwirkungen und Alopezie wurden statistisch signifikant seltener nach CNOP-Therapie beobachtet. Leukozytopenien (WHO-Grad 3 u. 4) traten im CNOP-Arm zwar häufiger auf (32% der Zyklen vs. 22%), blieben klinisch jedoch hinsichtlich Infektionsinzidenz und erforderlicher Dosisreduktion ohne Relevanz.

Die definitiven Langzeitergebnisse des besser verträglichen CNOP-Protokolls werden zukünftig an den bekannten Daten des CHOP-Protokolls zu messen sein.

Einleitung

Die Polychemotherapie mit Cyclophosphamid, Doxorubicin und Vincristin (CHOP) ist weltweit die verbreitetste Behandlung von fortgeschrittenen, hochmalignen NHL. Komplette Remissionen sind mit diesem Protokoll in 45–65% zu erwarten, und die rezidivfreie Überlebensrate liegt nach Ergebnissen einer zwölfjährigen Verlaufsstudie der SWOG [2] bei 49%.

Mitoxantron als Monotherapie zeigte eine deutliche Effektivität in der Behandlung von NHL [4]. Verglichen mit Doxorubicin, dokumentierten Studien bei verschiedenen soliden Tumoren ein günstigeres Toxizitätsprofil hinsichtlich gastrointestinaler und kardiotoxischer Nebenwirkungen [1, 3, 6]. Der Austausch von Doxorubicin durch Mitoxantron erscheint somit vorteilhaft. Die Fragestellung dieser klinischen Studie bestand im Vergleich von Effektivität und Toxizität von Mitoxantron mit Doxorubicin in den Kombinationsregimen CHOP vs. CNOP.

Patienten und Methodik

Aufgenommen in die offene, multizentrische, randomisierte Studie wurden Patienten (über 16 Jahre alt) mit einem NHL intermediären oder hohen Malignitätsgrades (Working Formulation) im Stadium II – IV (Ann-Arbor-Klassifikation) mit einem Performance-Status 0 – 2, adäquater Nieren- und Leberfunktion (Kreatinin-Clearance > 60 ml/min, SGOT, SGPT, ALP < 2x obere Normgrenze) und normalen hämatologischen und kardiologischen Parametern (Granulozyten > 1500, Thrombozyten > 100 000). Eine vorherige Chemotherapie oder ausgedehntere Strahlentherapie, sowie eine meningeale Beteiligung führten zum Ausschluß aus der Studie.

Die initialen Dosierungen in beiden Protokollen betrugen: Cyclophosphamid 750 mg/m^2 i. v., Vincristin 1,4 mg/m^2 (max. 2 mg) i. v. und entweder Doxorubicin 50 mg/m^2 i. v. oder Mitoxantron 10 mg/m^2 i. v. Tag 1 plus Prednisolon 50 mg/m^2 p. o. Tag 1 – 5. In Abhängigkeit von der hämatologischen Rekonstitution wurden die Zyklen alle 21 – 28 Tage wiederholt. Bei dokumentierter kompletter Remission nach 3 bzw. 6 Chemotherapie-Zyklen wurden insgesamt 6 bzw. 8 Zyklen verabreicht. Patienten mit Krankheitsprogression oder fehlender kompletter Remission nach 6 Zyklen wurden aus der Studie ausgeschlossen. Die angewendeten Remissions- und Toxizitätskriterien entsprechen den WHO-Richtlinien [5, 8].

Ergebnisse

Zwischen August 1984 und Mai 1986 wurden 222 Patienten aus 26 Zentren in die Studie aufgenommen (113 CHOP – 109 CNOP). Die Patientendaten und Krankheitscharakteristika sind in Tabelle 1 zusammengefaßt. Es fand sich kein Unterschied der Verteilung in bezug auf Alter, Performance-Status, Anzahl der Manifestationen oder histologische Klassifikation. Der geringe Unterschied der Stadienverteilung II und III ist statistisch nicht signifikant.

40% der Patienten im CHOP-Arm und 38% der Patienten im CNOP-Arm erreichten im Median in 93 bzw. 76 Tagen eine komplette Remission und in 26% bzw. 27% eine partielle Remission. Da es sich um eine Interimsanalyse

Tabelle 1 Patientencharakteristika

	CHOP	CNOP
Gesamt	113	109
Alter		
< 60 J.	60	59
> 60 J.	52	48
unbekannt	1	2
Mittelwert	56 (19–82)	53 (15–88)
Performance-Status		
0	29	31
1	50	42
2	25	30
3	7	4
4	1	0
unbekannt	1	2
Manifestationen		
1–5	71	80
6–10	32	23
>10	8	4
Mittelwert	5	4
Stadium		
II	22	35
III	36	22
IV	54	51
unbekannt	1	1
Histologiegrad		
niedrig	1	2
intermediär	82	73
hoch	30	33
unbekannt	1	1

handelt mit einer mittleren Beobachtungszeit von 17 Wochen, ist letztlich eine höhere Rate an kompletten Remissionen zu erwarten. Die Gesamtergebnisse und die Behandlungsergebnisse in Abhängigkeit von Stadium und histologischem Grad sind in den Tabellen 2a und 2b dargestellt.

Tabelle 2a Behandlungsergebnisse

	CHOP	CNOP
	n = 113	n = 109
CR	45 (40%)	41 (38%)
PR	29 (26%)	31 (27%)
NC	6 (5%)	5 (5%)
Progression	13 (12%)	17 (16%)
Nicht evaluierbar	20 (18%)	15 (14%)

Tabelle 2b Behandlungsergebnisse nach Stadium und histologischem Grad

	CHOP			CNOP		
	n	CR	PR	n	CR	PR
Stadium						
II	22	9 (41%)	4 (18%)	35	22 (63%)	5 (14%)
III	36	18 (50%)	6 (17%)	22	6 (27%)	8 (36%)
IV	54	18 (33%)	19 (35%)	51	13 (25%)	18 (35%)
Histolog. Malignitäts-Grad						
niedrig	1	1 (100%)	0	2	2 (100%)	0
intermediär	82	37 (45%)	22 (27%)	73	26 (36%)	26 (36%)
hoch	29	7 (24%)	7 (24%)	33	13 (39%)	5 (15%)

Es findet sich kein statistisch signifikanter Unterschied hinsichtlich der erzielten Remissionen in beiden Behandlungsarmen. Aufgrund der kurzen Beobachtungszeit der Interimsanalyse sind Kalkulationen der Remissionsdauer und Überlebenszeit noch nicht möglich.

Die häufigsten nicht-hämatologischen Nebenwirkungen sind in Tabelle 3 aufgelistet. Übelkeit und Erbrechen wurden in 77% aller Zyklen im CHOP-Behandlungsarm, hingegen nur in 49% aller CNOP-Zyklen beobachtet. Bezogen auf den Schweregrad, ist dieser Unterschied statistisch hochsignifikant ($p = 0{,}01$). Eine schwere Alopezie erlitten nur 14% der Patienten nach CNOP gegenüber 65% der Patienten nach CHOP ($p < 0{,}001$).

Obwohl eine schwere Leukozytopenie (WHO-Grad 3 und 4) nach CNOP-Therapie häufiger auftrat als nach CHOP-Therapie (32% der Zyklen vs. 22%), wurde kein Unterschied in der Infektionsinzidenz registriert. Die erforderliche Dosisreduktion für Doxorubicin und Mitoxantron war mit 93% der mittleren

Tabelle 3 Zahl der Zyklen mit nicht-hämatolytischen Nebenwirkungen (WHO); bei Alopezie Zahl der Patienten.

	CHOP (n = 549)				CNOP (n = 539)			
	I	II	III	IV	I	II	III	IV
Übelkeit, Erbrechen	146	211	69	0	132	112	20	0
Mucositis, Stomatitis	26	41	5	0	21	17	1	0
Infektion	32	29	5	0	24	21	6	0
Alopezie			64 Pat.				10 Pat.	

Protokolldosis in Zyklus 8 zudem identisch. Eine Thrombozytopenie schwereren Ausmaßes trat in beiden Behandlungsarmen nur extrem selten auf (1 Zyklus CNOP – 7 Zyklen CHOP). Die mediane Dauer der hämatologischen Rekonstitution war mit 21 Tagen in beiden Therapieregimen identisch.

Diskussion

Mit dem weltweit verbreiteten CHOP-Regime sind bei fortgeschrittenem NHL ungünstiger Histologie Remissionsraten zwischen 45–65% zu erwarten, und rd. 30% der Patienten sind zu heilen [2]. Im Vergleich zu Doxorubicin zeichnet sich Mitoxantron durch ein günstigeres Toxizitätsprofil aus [1, 3, 6]. Selbst bei vorbehandelten NHL konnten durch den Einsatz von Mitoxantron als Monosubstanz noch in rund 39% Remissionen erzielt werden [7]. In einer multizentrischen, randomisierten Phase-III-Studie sollte der vermutete Vorteil einer besseren Verträglichkeit bei gleicher Effizienz durch Austausch von Doxorubicin mit Mitoxantron in der CHOP-Kombination überprüft werden.

Die vorläufige Interimsanalyse dokumentiert die gleiche Effektivität der Behandlungsregime mit kompletter und partieller Remissionsrate von 40% bzw. 26% für die CHOP- und 38% bzw. 27% für die CNOP-Therapie. Da fast 2/3 der Patienten zum Zeitpunkt der Analyse noch in der Studie waren, sind letztlich höhere Remissionsraten zu erwarten. Eine Kalkulation von Rezidivhäufigkeit und Überlebenszeit ist noch nicht möglich.

Die Analyse von Häufigkeit und Schweregrad der Nebenwirkungen zeigt einen klaren Vorteil für das Mitoxantron-haltige Protokoll. Insbesondere betroffen sind Übelkeit, Erbrechen und Alopezie. Die ausgeprägtere Myelosuppression im CNOP-Arm blieb ohne klinische Relevanz, da Infektionsinzidenz und erforderliche Dosisreduktion mit steigender Zykluszahl in beiden Behandlungsarmen identisch waren.

Zusammenfassend erwiesen sich CHOP und CNOP bei NHL intermediärer und hoher Malignität in Stadien II–IV als vergleichbar effizient. Die CNOP-Therapie war insgesamt besser verträglich mit geringer Ausprägung gastrointestinaler Nebenwirkungen und Alopezie. Die stärkere Myelosuppression war klinisch ohne Relevanz.

Literatur

[1] Allegra, J., T. Woodcock, S. Woolf et al.: A Randomized Trial Comparing Mitoxantrone with Doxorubicin in Patients with Stage IV Breast Cancer. Invest. New Drugs **3** (1986) 153–161.

[2] Coltman, C. A. Jr., S. Dahlberg, S. E. Jones et al.: CHOP is Curative in Thirty Percent of Patients with Diffuse Large Cell Lymphoma: A Twelve Year Southwest Oncology Group Follow-up. Proc. Amer. Soc. clin. Oncol. **5** (1986) 774.

[3] Dukart, G., L. Posner, D. Henry et al.: Comparative Cardiotoxicity of Mitoxantrone vs. Doxorubicin. Proc. Amer. Soc. clin. Oncol. **5** (1986) 48.

[4] Gams, R., S. Bryan, G. Dukart et al.: Mitoxantrone in Malignant Lymphoma. Invest. New Drugs **3** (1985) 219–222.

[5] Miller, A. B., B. Hoogstraten, M. Staquet et al.: Reporting Results of Cancer Treatment. Cancer **47** (1981) 207–214.

[6] Neidhart, J. A., D. Gochnour, R. Roack et al.: A Comparison of Mitoxantrone and Doxorubicin in Breast Cancer. J. clin. Oncol. **4** (1986) 672–677.

[7] Rivkin, S. E., B. A. Peterson, T. P. Miller et al.: Novantrone in the Therapy of Non-Hodgkin's Lymphoma and Hodgkin's Disease: A Phase II Study. Protocol 3–46. Data on File. Lederle.

[8] WHO Handbook for Reporting Results of Cancer Treatment. WHO Offset Publication 487, 1979.

Behandlung von therapierefraktären und rezidivierten Non-Hodgkin-Lymphomen mit Mitoxantron und hochdosiertem Cytarabin

A. D. Ho

Zusammenfassung

Sowohl Mitoxantron als auch hochdosiertes Cytarabin haben sich in Monotherapie-Studien als wirksam bei therapierefraktären Non-Hodgkin-Lymphomen (NHL) erwiesen. In einer Studie wurde eine Kombination dieser beiden Medikamente bei Patienten mit therapierefraktären Non-Hodgkin-Lymphomen und bei Patienten eingesetzt, die 6 Monate nach der Remission ein Rezidiv erlitten hatten. Eine Erhöhung der Dosis des hochdosierten Cytarabins von 2×3 g/m^2/12 Std. (am Tag 1) auf zunächst 4×3 g/m^2/12 Std. (an den Tagen 1 und 2) und schließlich 6×3 g/m^2/12 Std. (an den Tagen 1–3) war geplant. Mitoxantron wurde in einer Dosierung von 10 mg/m^2/Tag an den Tagen 2 und 3 zusätzlich appliziert. Zur Zeit der Berichterstattung hatten 15 Patienten mit hochmalignem Non-Hodgkin-Lymphom die erste Dosierungsstufe von Cytarabin (2×3 g/m^2/12 Std.) erhalten und konnten ausgewertet werden. 3 erreichten eine komplette Remission (CR) und 6 eine Teilremission (PR). Die Remissionsdauer lag zwischen 4 und 38 Wochen.

Weitere 11 Patienten mit progredienten und therapierefraktären niedrigmalignen Non-Hodgkin-Lymphomen konnten ebenfalls ausgewertet werden. Von diesen erreichte ein Patient eine Vollremission und 7 Patienten eine Teilremission. Die wichtigste Nebenwirkung dieser Behandlung war die Knochenmarksdepression. Die mediane Dauer der schweren Neutropenie ($< 500/\mu l$) betrug 9 Tage (0–27 Tage) und die der schweren Thrombozytopenie ($< 20\,000/\mu l$) 5 Tage (0–35 Tage). Die nicht-hämatologischen Nebenwirkungen waren schwach ausgeprägt: Nausea, Stomatitis und vorübergehende Tachykardie mit über 100 Schlägen pro Minute wurden beobachtet. Infektiöse Komplikationen (Grad 2–3) während der Myelosuppression wurden bei 2/3 aller Patienten registriert.

Es hat sich gezeigt, daß dieses Therapieschema auf der Dosierungsstufe von 2×3 g/m^2/12 Std. Cytarabin bei therapierefraktären NHL wirksam ist. Die Nebenwirkungen waren nicht übermäßig stark ausgeprägt. Die Wirksamkeit dieses Therapieschemas bei höheren Dosierungsstufen von Cytarabin muß weiter untersucht werden.

Einführung

Verschiedene Phase-II-Studien haben die Wirksamkeit von Mitoxantron bei therapierefraktären und rezidivierten Non-Hodgkin-Lymphomen (NHL) gezeigt [4, 6, 16]. Offensichtlich besteht keine absolute Kreuzresistenz zu den Anthracyclinen [10]. In einer früheren Phase-II-Studie konnte die Aktivität von Mitoxantron bei refraktärem NHL bestätigt werden [7]. Eine Kombination dieses Medikaments mit Cytarabin in der herkömmlichen Dosierung schien jedoch die Ansprechraten gegenüber einer Monotherapie mit Mitoxantron nicht verbessern zu können [9]. Über ermutigende Ergebnisse mit dem Einsatz von hochdosiertem Cytarabin bei therapierefraktärem NHL wurde kürzlich berichtet [1, 11, 17]. Überdies konnte gezeigt werden, daß die Kombination von hochdosiertem Cytarabin mit Mitoxantron bei der therapierefraktären akuten myeloischen Leukämie wirksam ist [8]. Es wurde daher eine Phase I-/II-Studie initiiert, um die Wirksamkeit und Toxizität von Mitoxantron kombiniert mit hochdosiertem Cytarabin bei therapierefraktären NHL zu untersuchen.

Patienten und Methoden

In die Studie wurden erwachsene Patienten (älter als 15 Jahre) mit forgeschrittenen Non-Hodgkin-Lymphomen (Stadien III/IV) aufgenommen, die auf die konventionelle Chemotherapie nicht mehr ansprachen. Voraussetzungen für die Aufnahme in diese Studie waren normale Leber- und Nierenfunktion und das Fehlen von floriden Infektionen oder von Anzeichen einer Herzinsuffizienz. „Therapierefraktäre Erkrankung" wurde wie folgt definiert:

a) Patienten mit hochmalignem Non-Hodgkin-Lymphom: Nichtansprechen auf die Therapie oder Rezidiv innerhalb von 6 Monaten nach der Vorbehandlung mit wenigstens einem der folgenden Schemata: COP-BLAM [14], IMVP-16 [3], CHOP [2], ProMACE/MOPP [5], M-BACOD [20] oder MACOP-B [12].

b) Patienten mit niedrigmalignem Non-Hodgkin-Lymphom: Nichtansprechen oder Rückfall nach Therapieversuchen mit wenigstens 3 verschiedenen Schemata.

Zusätzlich mußte es sich um eine meß- und auswertbare Erkrankung handeln.

Mitoxantron wurde in einer Dosierung von 10 mg/m^2/Tag an den Tagen 2 und 3 als intravenöse Kurzinfusion (innerhalb von 15 Min.) gegeben. Die initiale Dosierung von Cytarabin betrug 3 g/m^2/12 Std. am Tag 1. In weiteren Gruppen von jeweils wenigstens 14 Patienten wurde eine schrittweise Erhöhung der Cytarabin-Dosis durch Ausdehnung der Therapie auf maximal 3 Tage (entsprechend 6 Dosen) erreicht. Die Behandlung sollte in der 4. bis 6. Woche wiederholt werden. Ansprechraten und Toxizität wurden am Ende eines jeden Therapiezyklus überprüft. Wenn wenigstens eine Teilremission im 1. Zyklus erzielt worden war, wurde ein weiterer Zyklus angeschlossen. Patienten in Vollremission sollten 2 Zyklen einer Erhaltungstherapie in der gleichen Dosierung erhalten.

Das Studienprotokoll wurde von der Ethik-Kommission der medizinischen Fakultät an der Universität Heidelberg überprüft und die Einwilligung der Patienten nach Aufklärung wurde vor Therapiebeginn eingeholt.

Vollremission (CR) wurde definiert als das Verschwinden aller Anzeichen und Symptome der Erkrankung über mindestens 4 Wochen. Knochenmark und peripheres Blutbild mußten im Normbereich liegen und durften keine Anzeichen einer malignen Infiltration aufweisen. Partielle Remission (PR) wurde definiert als Verminderung der meßbaren Tumorparameter um wenigstens 50% über mehr als 4 Wochen. Knochenmarksinfiltrationen und Lymphom-Zellen im peripheren Blut mußten um mehr als 75% reduziert worden sein. Die Toxizität wurde nach den Kriterien der Weltgesundheitsorganisation (WHO) beurteilt [15]. Als Remissionsdauer wurde der Zeitraum vom Tag der Diagnose einer CR oder PR bis zum Tag des Rückfalls definiert.

Ergebnisse

Zum Zeitpunkt der Berichterstattung konnten 15 Patienten mit hochmalignem Non-Hodgkin-Lymphom und 11 Patienten mit niedrigmalignem Non-Hodgkin-Lymphom im Hinblick auf Ansprechraten und Toxizität ausgewertet werden. Diese Patienten erhielten die erste Dosierungsstufe von Cytarabin (2 × 3 g/m^2/12 Std.). Die klinischen Daten der Patienten sind in Tabelle 1 zusammengefaßt.

Von den 15 Patienten mit hochmalignem NHL (Tabelle 1a) waren 11 mit COP-BLAM/IMVP-16 oder CHOP/IMVP-16 vorbehandelt, 4 waren mit mehr als 3 verschiedenen Therapieschemata (CHOP, COP-BLAM, IMVP-16, M-BACOD) vorbehandelt. 4 von ihnen erhielten einen Therapiezyklus, 7 erhielten 2, und 4 erhielten 3 Zyklen. Bei 3 Patienten, die alle auf CHOP/IMVP-16 angesprochen hatten, wurde eine Vollremission erreicht. Der Zeitraum zwischen

Tabelle 1 Klinische Daten bei den Patienten mit refraktärem hochmalignem (a) bzw. niedrigmalignem (b) Non-Hodgkin-Lymphom

a) Hochmalignes Non-Hodgkin-Lymphom

Vorbehandlung	n	Medianes Alter und Schwankungsbreite (Jahre)	Diagnose	CR	PR	Mediane Dauer des klinischen Ansprechens und Schwankungsbreite (Wochen)
COP-BLAM/ IMVP-16 oder CHOP/ IMVP-16 und/oder M-BACOD	15	41 (15–62)	CB 5x LB 3x IB 1x LCA 2x TLB 3x NC 1x	3	6	12 (4–38)

b) Niedrigmalignes Non-Hodgkin-Lymphom

Vorbehandlung	n	Medianes Alter und Schwankungsbreite (Jahre)	Diagnose	CR	PR	Mediane Dauer des klinischen Ansprechens und Schwankungsbreite (Wochen)
COP-CHOP/ IMVP-16	11	50 (35–66)	CB-CC 5x CC 2x LP 2x CLL 1x T-Zell 1x	1	7	35 (14–50)

CB = zentroblastisch, LB = lymphoblastisch, IB = immunoblastisch, LCA = großzellig-anaplastisch (Ki-Lymphom), T-LB = T-Zell-lymphoblastisch, NC = nicht-klassifizierbares Lymphom, CB-CC = zentroblastisch-zentrozytisch, CC = zentrozytisch, LP = Lymphoplasmozytoides Immunozytom, CLL = chronisch lymphatische Leukämie, T-Zell = T-Zell-Lymphom (niedriggradig)

Therapiebeginn und bestem Ansprechen (CR oder PR) betrug 57 Tage. Unter den Patienten mit progredientem und therapierefraktärem niedrigmalignem NHL (Tabelle 1b) konnten 11 im Hinblick auf Ansprechraten und Verträglichkeit ausgewertet werden. Alle Patienten erhielten die erste Dosierungsstufe von Cytarabin und waren mit 3–4 verschiedenen Therapieschemata (z. B. Chlorambucil/Prednison, COP, CHOP, IMVP-16, M-BACOD) vorbehandelt. Ein Patient erhielt einen Therapiezyklus, 4 Patienten erhielten 2, 5 Patienten 3 und ein Patient 5 Zyklen. Einmal wurde eine Vollremission, 7mal eine Teilremission erzielt, wobei die mediane Remissionsdauer 35 Wochen (Schwankungsbreite 14–51 Wochen) betrug.

Die Hauptnebenwirkung war unter dieser Behandlung die Knochenmarksdepression. Die mediane Dauer der schweren Neutropenie (< 500/µl) betrug nach jedem Zyklus 9 Tage (Schwankungsbreite 0–27 Tage) und diejenige der schweren Thrombozytopenie (< 20000/µl) 5 Tage (Schwankungsbreite 0–35 Tage). Im Median waren 3 Einheiten (0–12) von Erythrozyten-Konzentraten erforderlich und 5 Einheiten von Thrombozyten-Konzentraten (0–35). Die nicht-hämatologischen Nebenwirkungen sind in Tabelle 2 zusammengefaßt.

Tabelle 2 Nicht-hämatologische Nebenwirkungen (maximale Toxizität in jedem Zyklus in Prozent der Gesamtzahl der gegebenen Zyklen)

Toxizität	WHO-Grad		
	1	2	3
Nausea	6,7	40,0	20,0
Stomatitis	6,7	46,7	6,7
Herzrhythmusstörungen	60,0	0	0
Leberfunktionsstörungen	13,3	6,7	0
Konjunktivitis	6,7	0	0
Alopezie	13,3	13,3	26,7
Infektionen/FUO	6,7	26,7	33,3

Diskussion

Für Patienten mit refraktärem Non-Hodgkin-Lymphom, die gegenüber den Standard-Chemotherapie-Schemata resistent sind, stehen gegenwärtig der Einsatz nicht-kreuzresistenter Zytostatika oder neuer Zytostatika-Kombinationen sowie der Einsatz von Immunmodulatoren (Biological Response Modifiers) als therapeutische Prinzipien zur Verfügung.

In dieser Phase-I-/II-Studie wurde gezeigt, daß eine Kombinationstherapie mit Mitoxantron und hochdosiertem Cytarabin bei der Behandlung von therapierefraktärem hochmalignem oder niedrigmalignem NHL wirksam ist. Mit der ersten Dosierungsstufe von Cytarabin haben 3 der 15 Patienten mit hochmalignem NHL eine Vollremission und 6 eine Teilremission erreicht. Von den 11 Patienten mit rasch progredientem niedrigmalignem NHL hat ein Patient eine Vollremission und 7 eine Teilremission erreicht. Diese Ergebnisse sind bei einer Gruppe von Patienten mit einer äußerst ungünstigen Prognose bemerkenswert.

Mitoxantron in Kombination mit Prednimustin wurde bereits bei Patienten mit fortgeschrittenem, prognostisch ungünstigem NHL eingesetzt, die für die konventionelle aggressive Chemotherapie nicht geeignet waren. Dabei wurden

Ansprechraten von 78% erreicht, allerdings waren die Patienten nicht vorbehandelt oder weniger intensiv vorbehandelt als die Patienten in dieser Studie. Hochdosiertes Cytarabin allein hat bei Patienten mit therapierefraktärem hochmalignem NHL zu günstigen Resultaten geführt; die optimale Dosis ist jedoch noch nicht eindeutig festgelegt worden. Da diese Kombination bereits auf der ersten Dosierungsstufe von Cytarabin (2×3 g/m²/12 Std.) wirksam war, ist es möglich, daß sich mit einer weiteren Erhöhung von Cytarabin auf 4 oder 6 Dosen noch höhere Ansprechraten erzielen lassen.

Die toxischen Nebenwirkungen dieser Therapie waren nicht übermäßig, wenn man berücksichtigt, daß es sich um ein Patientenkollektiv mit einer lebensbedrohlichen Erkrankung handelte, das mit mehreren Zyklen einer intensiven Therapie bereits intensiv vorbehandelt war. Eine Knochenmarksdepression wurde bei allen Patienten beobachtet, das Ausmaß der deshalb notwendigen supportiven Behandlung war jedoch akzeptabel. Die nicht-hämatologischen Nebenwirkungen waren relativ gering: Nausea, Stomatitis und Tachykardie. Infektiöse Komplikationen wurden bei rund 60% der Patienten gesehen, aber eine intravenöse antimikrobielle Therapie war nur bei einem Drittel der Patienten nötig.

Zusammenfassend ist zu sagen, daß das Therapieregime mit Mitoxantron und hochdosiertem Cytarabin bei refraktärem Non-Hodgkin-Lymphom wirksam ist und mit einem akzeptablen Toxizitätsrisiko einhergeht. Es ist möglich, daß höhere Ansprechraten bei den nächsten Dosierungsstufen von Cytarabin erreicht werden können. Ob dies jedoch mit dem Risiko höherer Toxizität erkauft wird, bleibt noch offen.

Literatur

[1] Adelstein, D. J., H. M. Lazarus, J. D. Hines et al.: High-dose Cytosine arabinoside in previously treated patients with poor prognosis Non-Hodgkin's Lymphoma. Cancer **56** (1985) 1493–1496.

[2] Armitage, J. O., F. R. Dick, M. P. Corder et al.: Predicting therapeutic outcome in patients with diffuse histiocytic lymphoma treated with cyclophosphamide, adriamycin, vincristine, and prednisone (CHOP). Cancer **50** (1982) 1695–1702.

[3] Cabanillas, F., F. B. Hagemeister, G. P. Bodey et al.: IMVP-16: An effective regimen of patients with lymphoma who have relapses after initial combination chemotherapy. Blood **60** (1982) 693–697.

[4] Coltmann, C. A. Jr., T. M. McDaniel, S. P. Balcerzak et al.: Mitoxantrone hydrochloride in lymphoma. Cancer Treat. Rev. **10** (1982) 73–76.

[5] Fisher, R. I., V. T. DeVita Jr., S. M. Hubbard et al.: Diffuse aggressive lymphomas: increased survival after alternating flexible sequences of ProMACE and MOPP chemotherpy. Ann. Intern. Med. **98** (1983) 304–309.

[6] Gams, R. A., J. Steinberg, L. Posner: Mitoxantrone in malignant lymphoma. Sem. Oncol. **11**, Suppl. 1 (1984) 47–49.

[7] Heinz, R., H. Rückle, A. D. Ho et al.: Klinische Studien mit Mitoxantron bei malignen Non-Hodgkin-Lymphomen. Fortschr. d. antimikr. u. antineopl. Chemotherapie **4-2** (1985) 507–510.

[8] Hiddemann, W., H. Kreutzmann, K. Straif et al.: High-dose cytosine-arabinoside and mitoxantrone: A highly effective regimen in refractory adult acute myeloid leukemia. Blood **69** (1987) 744–749.

[9] Ho, A. D., B. Dörken, W. Hunstein: Mitoxantrone Monotherapie und in Kombination mit Cytosin-arabinosid bei refraktären Hodgkin- und Non-Hodgkin-Lymphomen. Cancer Res. Clin. Oncol. **111** (1986) 105.

[10] Ho, A. D., T. Lipp, G. Ehninger et al.: Combination of Mitoxantrone and Etoposide in Refractory Acute Myelogenous Leukemia – An Active and Well-Tolerated Regimen. J. Clin. Oncol. (1988) (im Druck).

[11] Kantarjian, H., B. Barlogie, W. Plunkett et al.: High-dose Cytosin-arabinoside in Non-Hodgkin's lymphoma. J. Clin. Oncol. **1** (1983) 689–694.

[12] Klimo, P., J. M. Connors: MACOP-B Chemotherapy for the treatment of diffuse large-cell lymphoma. Ann. Intern. Med. **102** (1985) 596–602.

[13] Landys, K.: Mitoxantrone in combination with prednimustine (NOSTE) in treatment of unfavourable Non-Hodgkin-Lymphoma (UNHL) (see previous chapter in this issue).

[14] Laurence, J., M. Coleman, S. L. Allen et al.: Combination chemotherapy of advanced diffuse histiocytic lymphoma with six-drug COP-BLAM regimen. Ann. Intern. Med. **97** (1982) 190–195.

[15] Miller, A. B., B. Hoogstraten, M. Staquet et al.: Reporting results of Cancer treatment. Cancer **47** (1981) 207–214.

[16] Shenkenberg, T. D., D. D. Von Hoff: Mitoxantrone: A new anticancer drug with significant clinical activity. Ann. Intern. Med. **105** (1986) 67–81.

[17] Shipp, M. A., R. C. Takvorian, G. P. Canellos: High-dose Cytosinearabinoside. Am. J. Med. **77** (1984) 845.

[18] Skarin, A. T., G. P. Canellos, D. S. Rosenthal et al.: Improved prognosis of diffuse histiocytic and undifferentiated lymphomy by use of high dose methotrexate alternating with standard agents (M-BACOD). J. Clin. Oncol. **1** (1983) 91–97.

MACOP-B-Chemotherapie bei rezidivierten und erstmanifestierten hochmalignen Non-Hodgkin-Lymphomen (NHL) sowie bei NHL mit Grenzfällen hoher und mittlerer Malignität*

W. Oster, F. Herrmann, A. Lindemann, M. Burkert, H. Gamm, A. Roux, W. Meyenburg, R. Hinterberger, W. Schaefgen, M. Mauch, H. Kreiter, R. Mertelsmann

Zusammenfassung

47 Patienten mit rezidivierten (n = 21) und primär aufgetretenen (de novo) (n = 26) NHL von hoher Malignität (hg) sowie mit Grenzfällen hg bzw. mittlerer Malignität (hg-img) mit schlechter Prognose wurden nach dem MACOP-B-Regime wöchentlich alternierend für 12 aufeinanderfolgende Therapiewochen mit Doxorubicin, Cyclophosphamid sowie Methotrexat oder Bleomycin und Vincristin, begleitet von einer Cortisondauermedikation, behandelt. Nach Therapieabschluß befanden sich in der Rezidivgruppe 76% der Patienten in einer kompletten Remission (CR) und 10% in einer partiellen Remission (PR); bei 14% der Patienten kam es zu einer Progression der Erkrankung (PD). In der De-novo-Gruppe erreichten nach Therapieabschluß 81% der Patienten eine CR, 19% der Patienten eine PR.

Nach einer mittleren Beobachtungszeit in beiden Kollektiven von 10 Monaten nach Therapieabschluß befinden sich in der Rezidivgruppe noch 24% der Patienten in einer CR und 10% in einer PR; 66% der Patienten erlitten ein Rezidiv oder zeigten eine Progression ihrer Erkrankung.

In der De-novo-Gruppe besteht nach der momentanen mittleren Beobachtungszeit von 10 Monaten bei 62% der Patienten eine CR, bei 15% eine PR; 23% erlitten ein Rezidiv. Die MACOP-B-Therapie zeigt für hg-NHL und hg-img-NHL:

1. Effektivität beim Rezidiv, jedoch bisher ohne sichere Überlegenheit gegenüber anderen „salvage"-Therapien,

* Mit Unterstützung des Tumorzentrums Rheinland-Pfalz und der Deutschen Krebshilfe, Förder-Nr. W 19/86 OSI (w. o.)

2. gegenüber anderen Drittgenerationsschemata zumindest vergleichbare CR-Raten bei erstmanifestierten NHL bei kürzerer Therapiedauer und
3. eine Toxizität, die nicht höher ist als bei vergleichbar effizienten Therapien.

Einleitung

Seitdem bekannt ist, daß das Erzielen einer CR bei hg-NHL einen Überlebensvorteil für den Patienten bewirkt und eine CR-Dauer von 2 Jahren mit hoher Wahrscheinlichkeit einer Heilung der malignen Erkrankung in diesen Fällen gleichkommt [6, 9], wurde zum Erzielen hoher CR-Raten und langer CR-Dauer eine Vielzahl aggressiver Chemotherapien entwickelt [1, 11, 15, 21, 22]. Mit der Steigerung der Effektivität gingen häufig eine Eskalation der therapiebedingten Toxizität sowie eine Verlängerung der Therapiedauer einher. Die mit einer prolongierten Therapie verknüpften Erwartungen auf Effektivitätssteigerung werden kontrastiert durch Erkenntnisse einer kürzlich durchgeführten Studie, die ergab, daß intensiv chemotherapierte Patienten mit großzelligen Lymphomen sehr schnell ansprechen und zum Erhalt der bei 70% der Fälle während der ersten 9 Wochen festgestellten CR keine langfristige Therapie benötigen [2].

Nach ersten Berichten über das MACOP-B-Therapieregime [14], das als Remissionsinduktionskonzept die mehr kontinuierliche Exposition des Lymphoms gegenüber nicht kreuzresistenten Medikamenten für 12 Therapiewochen vorsieht, verbindet sich hier hohe Effektivität mit kurzer Gesamttherapiedauer sowie akzeptabler Toxizität. Die für hg-NHL bestehende kurative Zielsetzung der Behandlung durch Anwendung aggressiver Chemotherapien wird heute zunehmend auch für eine klinisch und pathologisch noch unzureichend definierte Gruppe von NHL gefordert, die prognostisch eine Mittelstellung zwischen niedrig- und hochmalignen NHL einnimmt [10, 19]. Durch die spezifischen Überlebensstatistiken für bestimmte Subtypen niedrigmaligner Lymphome unter Anwendung der Kiel-Klassifikation [16] wurden deutliche prognostische Unterschiede herausgearbeitet, wobei diffuses Wachstum und das Überwiegen großzelliger Elemente sowie fortgeschrittene Stadien mit einer ungünstigen Prognose assoziiert sind [3]. Dementsprechend werden von einigen Autoren zumindest die nach der Working Formulation [20] als img bezeichneten NHL mit diffusem Wachstumsmuster und hohem großzelligem Anteil (Grenzfälle zwischen img und hg-NHL: hg-img-NHL) als aggressive Lymphome kategorisiert und insbesondere bei den ausgedehnten Manifestationen des Stadiums III und IV mit entsprechend potenten Kombinationsschemata behandelt [12, 13, 14]. Die Prognose der Patienten mit einem Rezidiv (R) eines hg- oder img-NHL ist aufgrund der geringen Frequenz nochmals induzierbarer, anhaltender CR schlecht [4, 5]. Die hohe Intensität und vergleichbar geringe Toxizität der MACOP-B-Therapie legt deren Anwendung in diesen Fällen nahe.

Im November 1985 initiierten die Autoren eine einarmige multizentrische Phase-II-Studie zur Prüfung der Effektivität des MACOP-B-Regimes bei rezidivierten und erstmanifestierten hg-NHL und hg-img-NHL unter Anwendung der Kiel-Klassifikation [15].

Patientencharakteristik und Methoden

Patientencharakteristik

Die partizipierenden Krankenhäuser brachten im Zeitraum vom 1. November 1985 bis zum 15. November 1987 51 Patienten ein (Tabelle 1), von denen 22 nach einer Standard-Chemotherapie-Vorbehandlung mit CHOP, M-BACOD, COP oder COMP ein NHL-Rezidiv hatten und bei 29 Patienten ein NHL zum erstenmal aufgetreten war. Die Geschlechtsverteilung m : w lag bei 28 : 23, das Alter zwischen 18 und 76 Jahren (Altersmedian 52 J.). Die Histologie wurde unter Zugrundelegung der Kiel-Klassifikation beurteilt. Eingeschlossen wurden als hg-img-NHL die Histologien zentrozytisch-anaplastisch (cc, a) (n = 2), zentroblastisch-zentrozytisch diffusen Wachstumstyps (cbcc, d) (n = 10) und immunozytisch-polymorph (ic, p) (n = 1), sowie als hg-NHL die Histologien zentroblastisch (cb) (n = 21), immunoblastisch (n = 13), lymphoblastisch undifferenziert (1b, n) (n = 2), B-undifferenziert (n = 1) und undifferenziert (n = 1).

Zur Stadienbestimmung nach der Ann-Arbor-Klassifikation [7] erfolgte ein klinisches Staging, wobei ein standardmäßiges Vorgehen gewählt wurde [9]. In Kürze: Nach eingehender physikalischer Untersuchung, einschließlich einer HNO-Untersuchung bei hohem zervikalem (präauriculärem) Lymphknoten(LK)-Befall und Erhebung der relevanten Laborparameter (einschl. LDH, Serumproteinelektrophorese, Leber- und Nierenfunktionsparameter), erfolgte eine Knochenmarkaspiration und -biopsie sowie bei klinischer ZNS-Symptomatik, prädestinierendem histologischen Subtyp (lb) oder Organmanifestationen, die mit einem ZNS-Befall korrellieren (Knochenmark), eine Liquoruntersuchung. Als bildgebende Verfahren wurden ein Röntgen-Thorax in 2 Ebenen, eine Sonographie des Abdomens, ggf. ein Computertomogramm oder eine bipedale Lymphographie durchgeführt. Eine explorative Laparotomie erfolgte, falls aus dem Ergebnis eine therapeutische Konsequenz resultierte. Organmanifestationen z. B. des Knochenmarks (KM), Gastrointestinal(GI)-Traktes, der Mamma, Pleura, Haut und des Skeletts wurden bioptisch gesichert. Ein Befall von Organen wie Ovarien und Nebennieren (NN) wurde per bildgebenden

Tabelle 1 Patientencharakteristik

Patientenzahl	51
männlich	28
weiblich	23
Alter (Median), Jahre	18–76 (52)
Histologische Subtypen	
cc, anaplastisch	2
cbcc, diffuser Wachstumstyp	10
ic, polymorph	1
cb	21
ib	13
lb, undifferenziert	2
B-undifferenziert	1
undifferenziert	1
Stadien, Ann Arbor (modifiziert)	
II	12
III	17
IV	22
Konstitutionelle Symptome	
B	21
A	30
Lokalisierte Organinfiltration	
E	7
Rezidiv	22/21*
Erstmanifestationen	29/26*

* evaluierbar bzgl. des Therapieansprechens

Verfahren bzw. zusätzlich per laborchemischen Verfahren diagnostiziert. Im Stadium II befanden sich 12 Patienten, im Stadium III 17 Patienten und im Stadium IV 22 Patienten. Alle Patienten mit hg-img-NHL befanden sich in den fortgeschrittenen Stadien III und IV. Eine B-Symptomatik bestand bei 21 von 51 Patienten. Disseminierte Organlokalisationen (Stadium IV) waren KM (n = 10), Pleura (n = 4), Skelett (n = 3), Haut (n = 3), NN (n = 1) und Ovarien (n = 1) (Tabelle 2).

Lokalisierte Organinfiltrationen (Stadium E) traten in 7 Fällen auf, manifestiert im GI-Trakt (n = 5), der Mamma (n = 1) und im Skelett (n = 1) (Tabelle 2). Die MACOP-B-Therapie wurde bei Patienten in den Stadien II/III und IV als Induktionsregime angewandt.

Tabelle 2 Organmanifestationen

a) diffus	Stadium IV	
	Organ	Patientenzahl
	Knochenmark	10
	Pleura	4
	Skelett	3
	Haut	3
	Nebennieren	1
	Ovarien	1
	gesamt	22

b) lokalisiert	Stadium E	
	Organ	Patientenzahl
	GI-Trakt	5
	Mamma	1
	Skelett	1
	gesamt	7

Chemotherapie-Protokoll

Das MACOP-B-Regime (Tabelle 3) besteht aus 6 intravenös verabreichten Gaben von Doxorubicin (50 mg/m^2) und Cyclophosphamid (350 mg/m^2) an den Wochen 1, 3, 5, 7, 9 und 11. Methotrexat (Mtx) in einer Dosierung von 400 mg/m^2 (100 mg/m^2 als Bolus-Injektion, gefolgt von 300 mg/m^2 als kontinuierliche Infusion über 4 Stunden) an den Wochen 2, 6 und 10 und Bleomycin (Bleo) in einer Dosierung von 10 U/m^2 an den Wochen 4, 8 und 12, werden jeweils zusammen mit Vincristin (VCR) in einer Dosis von 1,4 mg/m^2 (maximale Einzeldosis 1,0 mg) i. v. appliziert. 24 h nach Mtx-Gabe erfolgt eine Antagonisierung mit Leukovorin (30 mg alle 3 h, insgesamt 12 Einzeldosen). 48 h nach Mtx-Gabe wird der Mtx-Serumspiegel bestimmt. Als Begleitmedikation werden während der Gesamttherapiedauer 75 mg Prednison täglich oral verabreicht, während der letzten 15 Therapietage in ausschleichender Dosierung. Im Falle eines KM-Befalles wird nach Eintreten einer KM-Remission eine ZNS-Prophylaxe mit Cytarabin 30 mg/m^2 intrathecal (i. th.) per Lumbalpunkton zweimal pro Woche für insgesamt drei Wochen durchgeführt.

Als Infektionsprophylaxe erhalten alle Patienten während der Dauer der Therapie täglich 320 mg Trimethoprim und 1600 mg Sulfamethoxazol oral in zwei

Tabelle 3 Therapieprotokoll MACOP-B

Mtx*	400 mg/m²	i. v.	Wo. 2, 6, 10
Doxorubicin**	50 mg/m²	i. v.	Wo. 1, 3, 5, 7, 9, 11
Cyclophosphamid**	350 mg/m²	i. v.	Wo. 1, 3, 5, 7, 9, 11
Vincristin	1,4 mg/m²	i. v.	Wo. 2, 4, 6, 8, 10, 12
Bleomycin	10 mg/m²	i. v.	Wo. 4, 8, 12
Prednison	75 mg/m²	p. o.	tgl. (ausschleich.)
Trimethoprim +	320 mg		
Sulfamethoxazol	1600 mg	p. o.	tgl.

* Mtx=Gabe: 100 mg/m² i. v. als Bolus,
300 mg/m² i. v. über 4 h;
Leucovorin-Rescue: Beginn nach 24 h, 30 mg p. o. alle 36 h

** Dosisreduktion: nach abs. Granulozytenzahl
$>1000/mm^3 \rightarrow$ 100%
$100-999/mm^3 \rightarrow$ 65%
$<100/mm^3 \rightarrow$ Therapiepause 1 Wo.

Einzeldosen. Ist an vorgesehenen Therapietagen die absolute Granulozytenzahl > 1000/μl, so wird die volle Dosis an Doxorubicin und Cyclophosphamid verabreicht. Bei Granulozytenwerten zwischen 100/μl und 999/μl werden 65% der berechneten Dosis gegeben. Bei einer Gesamtgranulozytenzahl < 100/μl wird die Therapie um eine Woche verschoben. Die Myelosuppression hat keinen Einfluß auf die Dosierungen von Mtx, Bleo und VCR. Eine Reduktion oder zeitliche Verschiebung der Medikation aufgrund erniedrigter Thrombozyten- oder Erythrozytenzahlen wird nicht durchgeführt. Es findet eine entsprechende Substitution statt.

Auswertung des Therapieansprechens

Eine CR wurde konstatiert, wenn 4 Wochen nach Abschluß der Therapie keine klinischen Symptome mehr nachweisbar waren sowie alle initial festgestellten Tumormanifestationen vollständig zurückgebildet waren und neue Manifestationen nicht hinzukamen. Zur Erfüllung einer PR wurde eine mindestens 50%ige Reduktion aller meßbaren Tumorparameter gefordert.

Ergebnisse

47 Patienten sind bezüglich ihres Therapieansprechens auswertbar, die sich in eine Rezidivgruppe von 21 Patienten und eine De-novo-Gruppe mit 26 Patienten unterteilen.

Tabelle 4 Therapieerfolg

	4 Wochen nach Therapieabschluß n	CR	PR	PD
Rezidivierte NHL	21	76%	10%	14%
Erstmanifestierte NHL	26	81%	19%	0%

	Verlauf (mittlere Beobachtungszeit 10 Monate) n	RS	RS (von CR)	PR	PD + R	OS
Rezidivierte NHL	21	24%	31%	10%	66%	48%
Erstmanifestierte NHL	26	62%	76%	15%	23%	83%

In der Rezidivgruppe kam es bei 76% der Patienten zu einer CR, bei 10% zu einer PR und 14% zu einer PD (Tabelle 4). Bei einer mittleren Beobachtungsdauer nach Therapieabschluß von 10 Monaten (2+ bis 19+ Monate), befinden sich noch 24% dieses Patientenkollektivs in der CR und 10% in einer PR; 66% der Patienten erlitten ein Rezidiv oder hatten eine Progression ihrer Erkankung. Das rezidivfreie Überleben (RS) in dieser Gruppe liegt somit bei 24% insgesamt versus 31% für die Patienten, die eine CR erzielt haben. Das Gesamtüberleben (OS) liegt nach der momentanen Beobachtungszeit bei 48%. Die meisten der vorbehandelten Patienten, die ein Rezidiv oder eine Progression eines NHL erlitten, verstarben innerhalb von 6 Monaten nach Therapieabschluß.

In der De-novo-Gruppe erzielten 81% der Patienten nach Therapieabschluß eine CR und 19% eine PR. Nach einer mittleren Beobachtungszeit von 10 Monaten (1+ bis 21+ Monate) befinden sich noch 62% der Patienten dieser Gruppe in einer CR, 15% der Patienten in einer PR und 23% erlitten ein R. Das RS liegt für die Gesamtgruppe bei 62% der Patienten versus 76% für die Patienten, die eine CR erreicht haben. Das Gesamtüberleben liegt bei 83% der Patienten. Ein unterschiedliches Ansprechen auf die Therapie ist bisher in den einzelnen histologischen Subklassen inklusive hg-img-NHL nicht festzustellen. Von den sechs Patienten mit neu aufgetretenen cbcc-NHL mit diffusem Wachstumsmuster erzielten nach Therapieabschluß 5 Patienten eine CR. Drei Patienten befinden sich 7+, 8+ und 9+ Monate nach Therapieabschluß in einer CR; zwei Patienten erlitten ein Rezidiv nach jeweils 3 Monaten. Ein Patient befindet sich in der PR (2+ Monate). Von den 4 Patienten mit einem Rezidiv eines diffus wachsenden cbcc-NHL erreichten nach Abschluß der Therapie 3 Patienten eine CR, ein Patient eine PR. Zwei Patienten erlitten ein Rezidiv 6 Monate bzw. 14 Monate nach Therapieabschluß. Bei einer Patientin hält die CR seit 18+ Monaten an. Eine Patientin verstarb unter Therapie. Eine Obduktion fand nicht statt. Aufgrund des unklaren Remissionsgrades (klinisch bestand eine CR) wurde sie nicht bzgl. ihres Therapieansprechens, jedoch bzgl. der Toxizität evaluiert.

Hauptnebenwirkung war die Stomatitis (Tabelle 5), die für das Gesamtkollektiv im Ausprägungsgrad I (nach WHO-Kriterien) bei 20%, im Grad II bei 27%, im Grad III bei 24% und im Grad IV bei 13% der Patienten auftrat. Es bestand kein signifikanter Unterschied zwischen den Patientengruppen, die vorbehandelt bzw. nicht vorbehandelt waren: Grad I 26%/15%, Grad II 11%/37%, Grad III 21%/26%, Grad IV 16%/11%.

Tabelle 5 Toxizität

a) allgemeine Toxizität

Patienten	dn*/R**	dn/R	dn/R	dn/R	dn/R
WHO-Grad	0	I	II	III	IV
Mukositis	11***/26	15/26	37/11	26/21	11/16
Neurotoxizität	33/53	41/42	22/5	4/0	0/0
Alopezie	0/5	7/0	26/37	67/53	0/5

b) hämatologische Toxizität

	dn	R
Granulozytopenie (< 500/mm³)	31***	14
Anämie (< 8 g/dl)	10	4
Thrombozytopenie (< 5 × 10⁴/mm³)	10	4

* Patienten mit De-novo-NHL
** Patienten mit rezidivierten NHL
*** ausgedrückt in %

Die 48 h nach Mtx-Gabe gemessenen Serumspiegel lagen alle unter 5×10^{-7} M. Gleichwohl diese Spiegel auch mit dem ursprünglich konzipierten Leukovorin-Rescue von 15 mg alle 6 h für 36 h erreicht wurden, entschlossen die Autoren sich zu der angegebenen Dosissteigerung von Leukovorin, um a) die Toxizität möglicherweise zu senken und b) in Anbetracht der ambulanten Administration höhere Sicherheit zu erzielen.

Die Myelosuppression war keine Haupttoxizität. Die durchschnittlichen Leukozytenwerte des Gesamtkollektives lagen zu Beginn der Therapie bei 8780/µl (700 – 80 000/µl) und zum Zeitpunkt der 12. Therapiewoche bei 4540/µl (900 – 19 000/µl). Granulozytenwerte < 500/µl traten bei 22% der Patienten auf, (in der Rezidivgruppe 31%; in der De-novo-Gruppe 14%). Bei 10% (4%) der Patienten mit rezidivierten (neu aufgetretenen) NHL war therapiebedingt eine Substitution von Erythrozyten und Thrombozyten erforderlich. Eine Alopezie des Schweregrades I und II (nach WHO-Kriterien) trat für das Gesamtkollektiv in 35% der Fälle und des Schweregrades III und IV in 63% der Fälle auf. Die übrigen toxischen Nebenwirkungen waren meist milder Natur (Tabelle 5). Eine Nephro- oder Hepatotoxizität der Therapie wurde nicht beobachtet. Die mittlere Dauer des vollständigen Therapiezyklus lag für das vorbehandelte Kollektiv bei 13,84 Wochen (12–17 Wochen) und für das De-novo-Kollektiv bei 13,05 Wochen (12–17 Wochen). Hauptursachen der erforderlichen Therapieverschiebungen waren Stomatitiden. Die therapiebedingte Letalität lag bei 4% (entspricht 2 Patienten, wobei in einem Fall ein NHL-Rezidiv, in dem anderen eine NHL-Erstmanifestation vorlag). Eine 56jährige Patientin mit diffus wachsendem cbcc-NHL Stadium IV B entwickelte in der 10. Therapiewoche aufgrund einer pleuraergußbedingten Mtx-Retention eine prolongiert verlaufende Agranulozytose und verstarb an den Folgen einer Sepsis. Ein 58jähriger Patient mit einem neu aufgetretenen cb-NHL-Stadium III A verstarb an den Folgen einer schweren Exsikkose. Beide Patienten zeigten ein deutliches Ansprechen auf die Therapie, wurden jedoch aufgrund der fehlenden objektiven Parameter bezüglich ihres Therapieerfolges nicht evaluiert.

Das Gesamtüberleben aller in die Studie aufgenommenen Patienten mit erstmanifestierten NHL (n = 29) liegt bei der momentanen mittleren Beobachtungszeit von 10 Monaten bei 83%, für Patienten mit rezidivierten NHL (n = 22) bei einer gleichen mittleren Beobachtungszeit bei 48%. Die meisten der vorbehandelten Patienten, die ein Frührezidiv oder eine Progression ihrer Erkrankung erlitten, verstarben innerhalb von 6 Monaten nach Therapieende.

Diskussion

Die Therapie rezidivierter hg- und img-NHL stellt ein unbefriedigend gelöstes Problem der Onkologie dar [4, 5]. Die in der Literatur berichteten anhaltenden Remissionsfrequenzen liegen bei meist kurzer Beobachtungszeit (10–16 Monate) zwischen 10–15% [4, 5, 17, 18], selten trotz aggressivster Chemotherapie etwas höher (25%) bei einer Beobachtungszeit von 2–22 Monaten [23].

Die Konzeption einer intensiven auf 12 Wochen begrenzten Therapie, MACOP-B [14], die die zeitlich eng aufeinanderfolgende Gabe antiproliferativ wirksamer Medikamente vorsieht, und die berichteten guten Erfolge bei erstmanifestierten hg- und img-NHL bei relativ geringer Toxizität (14) veranlaßten die Autoren zur Anwendung dieser Therapie bei rezidivierten sowie bei De-novo-hg-NHL und bei hg-img-NHL in fortgeschrittenen Stadien. Letztere histologisch heterogene NHL-Subgruppe ist als prognostisch ungünstig anzusehen und wird zunehmend aggressiv chemotherapiert [3, 12, 13, 14]. Unsere bisherigen Ergebnisse zeigen eine Effektivität der MACOP-B-Chemotherapie für das untersuchte vorbehandelte Kollektiv, die mit den Daten aggressiverer Protokolle [23] vergleichbar ist. Als remissionsinduzierende Therapie bei neu aufgetretenen NHL der untersuchten histologischen Subtypen ist das MACOP-B-Protokoll mit den Ergebnissen anderer Drittgenerationsschemata [15, 21] gleichwertig, die Langzeitremissionen bei 57–60% der Patienten erreichen. Die initial berichteten, positiven Daten der Autoren Klimo und Connors [14] werden somit weitgehend bestätigt.

Haupttoxizität war die Mukositis, die trotz der im Vergleich zum Originalprotokoll gesteigerten Leukovorin-Rescue bei 83% der Patienten im Ausprägungsgrad I–IV (nach WHO-Kriterien) auftrat, jedoch meist nach 1 Woche, in seltenen Fällen nach 2 Wochen reversibel war.

Generell waren die Toxizitätserscheinungen bei vorbehandelten Patienten nur wenig schwerer ausgeprägt als im nicht vorbehandelten Kollektiv, was sich auch durch den geringen Unterschied in der Gesamttherapiedauer für 12 Therapiewochen (13,84 versus 13,05 Wochen respektive) ausdrückt. Eine schwere Myelosuppression mit Agranulozytose war relativ selten zu beobachten (22% der gesamten Patientengruppe, n = 51), wobei es meist zu einer schnellen Regeneration binnen 1 bis maximal 2 Wochen kam.

Die Anwendung einer aggressiven Chemotherapie für hg-img-NHL, wie cbcc-Lymphome mit diffusem Wachstumsmuster und hohem Anteil großzelliger Elemente, ist mit einem kurativen Anspruch für diese Lymphomentitäten verbunden. Die in dieser Gruppe beobachteten relativ guten Remissionsraten, wobei zunächst nur Patienten mit fortgeschrittenen Stadien (III und IV) behandelt wurden, sind an einem zu erweiternden Patientenkollektiv zu überprüfen.

Die Strategie von MACOP-B berücksichtigt die Erkenntnisse der Tumorbiologie hochproliferativer NHL durch die initial intensive, nur von kurzen Pausen unterbrochene Anwendung nicht kreuzresistenter Medikamente mit dem Resultat einer insgesamt kurzen Therapiedauer. Zusätzlich erfüllt das Protokoll die Ansprüche einer modernen onkologischen Therapie durch die überwiegend ambulante Administrierbarkeit und niedrige Toxizität neben hoher Effektivität.

Literatur

[1] Armitage, J. O., F. R. Dich, M. P. Corder et al.: Predicting therapeutic outcome in patients with diffuse histiocytic lymphoma treated with cyclophosphamide, adriamycin, vincristine and prednisone (CHOP). Cancer **50** (1982) 1695–1702.

[2] Armitage, J. O., D. D. Weisenburger, M. Hutchins et al.: Chemotherapy for diffuse large-cell lymphoma – rapidly responding patients have more durable remissions. J. clin. Oncol. **4** (1986) 160–164.
[3] Brittinger, G., H. Bartels, H. Common et al.: Clinical and prognostic relevance of the Kiel-Classification of Non-Hodgkin Lymphomas. Results of a prospective multicenter study by the Kiel-Classification Study Group. Hematol. Oncol. **2** (1984) 269–306.
[4] Cabanillas, F., F. B. Hagemeister, G. P. Bodey et al.: IMVP-16: An effective regimen for patients with lymphoma who have relapsed after initial combination chemotherapy. Blood **60** (1982) 693–699.
[5] Canellos, G. P., A. F. Skarin, D. S. Rosenthal et al.: Methotrexate as a single agent and in combination chemotherapy for the treatment of Non-Hodgkin's Lymphoma of unfavourable histology. Cancer Treat. Rep. **65** S 1 (1981) 125–129.
[6] Carbone, P. D., C. Spur, G. Schneidermann et al.: Management of patients with malignant lymphoma, a comparative study with cyclophosphamide and vinca alcaloids. Cancer Res. **28** (1968) 811–822.
[7] Carbone, P. D., H. S. Kaplan, K. Musshoff et al.: Report of the Committee on Hodgkin's Disease Staging Classification. Cancer Res. **23** (1971) 1860–1861.
[8] De Vita, V. T., Jr., G. P. Canellos, B. A. Chabner et al.: Advanced diffuse histiocytic lymphoma: A potentially curable disease. Lancet **1** (1975) 248–250.
[9] De Vita, V. T., Jr., S. Hellman, S. A. Rosenberg: Cancer, Principles and Practice of Oncology, J. B. Lippincott Company, Philadelphia, 1985.
[10] Fisher, R. I., S. M. Hubbard, V. T. De Vita, Jr. et al.: Factors predicting long-term survival in diffuse mixed, histiocytic or undifferentiated lymphoma. Blood **58** (1981) 45–51.
[11] Fisher, R. I., V. T. De Vita, Jr., S. M. Hubbard et al.: Diffuse aggressive lymphomas: Increased survival after alternating flexible sequences of ProMace and MOPP chemotherapy. Ann. Intern. Med. **98** (1983) 304–309.
[12] Hu, E., L. M. Weiss, R. T. Hoppe et al.: Follicular and diffuse mixed small-cleared and large-cell lymphoma – a clinicopathologic study. J. Clin. Oncol. **3** (1985) 1183–1187.
[13] Jaffe, E. S.: Relationship of Classification to biologic behavior of non-Hodgkin's lymphomas. Sem. Oncol. **13** (1986) 3–9.
[14] Klimo, P., J. M. Connors: MACOP-B Chemotherapy for the treatment of diffuse large cell lymphoma. Ann. Intern. Med. **102** (1985) 596–602.
[15] Laurence, J., M. Coleman, S. L. Allen et al.: Combination chemotherapy of advanced diffuse histiocytic lymphoma with the six-drug COP-BLAM regimen. Ann. Intern. Med. **97** (1982) 190–195.
[16] Lennert, K., H. Stein: Histiopathologie der Non-Hodgkin-Lymphome (nach der Kiel-Klassifikation). Springer, Berlin, 1981.
[17] Nicols, C. R., P. J. Loehrer, R. Hoffmann et al.: Salvage therapy for refractory lymphoma with VP-16, Ifosfamide and Cisplatinum. Blood **66** (1985) 215 a (Abstr.).
[18] O'Donell, M. R., S. J. Forman, A. M. Levine et al.: ARA-C, Cisplatinum and Etoposide chemotherapy for refractory non-Hodgkins lymphoma. Blood **66** (1985) 216 a (Abstr.).

[19] Osborne, C. K., L. Norton, R. Young et al.: Nodular histiocytic lymphoma: An aggressive nodular lymphoma with potential for prolonged disease free survival. Blood **56** (1980) 98–103.

[20] Rosenberg, S. A., C. W. Berard, B. S. Brown et al.: National Cancer Institute sponsored study of classification of non-Hodgkin's lymphomas: Summary and description of a working formulation for official usage. Cancer **49** (1982) 2112–2135.

[21] Skarin, A. T., G. P. Canellos, D. S. Rosenthal et al.: Improved prognosis of diffuse histiocytic and undifferentiated lymphoma by use of high dose methotrexate alternating with standard agents (M-BACOP). J. Clin. Oncol. **1** (1983) 91–98.

[22] Schein, P. S., V. T. De Vita, Jr., S. Hubbard et al.: Bleomycin, adriamycin, cyclophosphamide, vincristine and prednisone (BACOP) combination chemotherapy in the treatment of advanced diffuse histiocytic lymphoma. Ann. Intern. Med. **85** (1976) 417–4122.

[23] Valesquez, W. S., F. Cabanillas, P. Mc Laughlin et al.: Combination of Cisplatinum-ARA-C and Decadron in relapsing lymphoma. Blood **66** (1985) 217 a (Abstr.).

IV Nicht-zytostatische Therapie bei Non-Hodgkin-Lymphomen

Granulozyten-Kolonien-stimulierender Faktor (G-CSF): Bedeutung für die Onkologie

K. Welte

Zusammenfassung

G-CSF gehört zur Familie hämatopoetischer Wachstumsfaktoren, die auch als Kolonien-stimulierende Faktoren (CSFs) bezeichnet werden. G-CSF in vitro unterstützt die Proliferation und Differenzierung myeloischer Vorläuferzellen (CFU-GM, Myeloblasten, Promyelozyten und Myelozyten) und verstärkt die Funktionen neutrophiler Granulozyten. Im Tiermodell (Cynomolgus-Affen) konnte gezeigt werden, daß die systemische Gabe von G-CSF zur dosisabhängigen Erhöhung der Zahl neutrophiler Granulozyten im Blut führt. Um die Wirkung von G-CSF bei Chemotherapie-induzierter Knochenmarksuppression zu prüfen, wurden Affen mit G-CSF behandelt nach vorausgegangener Gabe von Cyclophosphamid (60 mg/kg/dx2) oder Busulfan (4, 6 oder 10 mg/kg/dx3). G-CSF in einer Dosierung von 10 – 30 µg/kg/d verkürzte die durch Chemotherapie induzierte Myelosuppression signifikant. Darüber hinaus wurde festgestellt, daß nach Ganzkörperbestrahlung und autologer Knochenmarktransplantation die Zeitdauer der Neutropenie (< 1000 Neutrophile/mm^3) durch G-CSF (50 – 100 µg/kg/d) erheblich verkürzt wird: Die neutropenische Phase bei mit G-CSF (100 µg/kg/d) behandelten Tieren betrug 10 Tage im Vergleich zu 21 Tagen bei unbehandelten Affen.

In der ersten klinischen Phase-I-Studie wurde G-CSF bei Patienten mit Blasenkarzinom im Rahmen einer chemotherapeutischen Behandlung eingesetzt. Zweiundzwanzig Patienten erhielten G-CSF in einer Dosierung von 1 – 60 µg/kg/d für 6 Tage vor der chemotherapeutischen Behandlung und von Tag 4 bis 11 nach Chemotherapie. Bei allen Patienten wurde sowohl vor als auch nach Chemotherapie ein dosisabhängiger Anstieg der Zahl der neutrophilen Granulozyten und eine Verkürzung der Chemotherapie-induzierten Neutropenie beobachtet.

Abgesehen von den Einflüssen auf die Regulation der normalen Myelopoese konnte gezeigt werden, daß G-CSF auch Wachstum und Differenzierung myeloischer Leukämiezellen beeinflussen kann. Die Effekte von G-CSF auf myeloische Leukämiezellen waren jedoch sehr heterogen.

Einleitung

Blutzellen haben mit Ausnahme der Lymphozyten eine sehr begrenzte Lebensdauer und müssen daher fortwährend aus Vorläuferzellen, die im Knochenmark zu reifen Blutzellen ausreifen, ersetzt werden. Klinische und experimentelle Beobachtungen lassen vermuten, daß alle Blutzellen und deren Vorläuferzellen aus einer gemeinsamen pluripotenten Stammzelle hervorgehen. Durch Untersuchungen der Proliferation und Differenzierung hämatopoetischer Vorläuferzellen in semisoliden Kulturmedien [16] ist deutlich geworden, daß die Hämatopoese unter der Kontrolle einer Gruppe von Glykoproteinen steht, den sogenannten hämatopoetischen Wachstumsfaktoren oder Kolonien-stimulierenden Faktoren (CSF) [3, 16, 27]. Je nach Stimulierung mit einem oder einer Kombination dieser Wachstumsfaktoren differenzieren die Vorläuferzellen in verschiedene Zelltypen aus, z. B. in Erythrozyten, Granulozyten, Monozyten oder Thrombozyten. Im Hinblick auf definierte biologische und biochemische Eigenschaften lassen sich bisher fünf hämatopoetische Wachstumsfaktoren unterscheiden, nämlich Granulozyten-Kolonien stimulierender Faktor (G-CSF), Granulozyten-Makrophagen-CSF (GM-CSF), Makrophagen-CSF (M-CSF), Interleukin-3 (IL-3; Multi-CSF) und Erythropoietin (EPO) [3]. In dieser Arbeit soll über G-CSF berichtet werden.

Biochemische Charakterisierung und Ursprung von G-CSF

Menschliches G-CSF wurde erstmals aus dem konditionierten Medium der Blasenkarzinomzellinie 5637 zur Homogenität aufgereinigt und biochemisch charakterisiert [32]. Das aufgereinigte G-CSF hat ein Molekulargewicht von 19600 (SDS-Polyacrylamidgel-Elektrophorese), ist O-glykosiliert, hat einen isoelektrischen Punkt von 5,5 und ist ein relativ hydrophobes Molekül. Aminosäuren-Analysen ergaben, daß das von der Blasenkarzinomzellinie produzierte G-CSF aus 174 Aminosäuren zusammengesetzt ist. Die nicht-glykosilierte Form von G-CSF hat ein Molekulargewicht von 18800. Die spezifische Aktivität von G-CSF im CFU-GM-Assay ist Λ-1,5 $\times 10^8$ U/mg Protein. Für die Isolierung der cDNS für G-CSF wurden cDNS-Klone durch Hybridisierung mit mRNS der Blasenkarzinomzellinie 5637 hergestellt. Die cDNS für G-CSF wurde dann mittels eines Expressionsvektors (Plasmid) in E. coli eingebracht [29]. Diese E.-coli-Bakterien waren damit in der Lage, sogenanntes „rekombinantes G-CSF" zu produzieren. Die biologischen Eigenschaften des rekombinanten humanen G-CSF (rhG-CSF) sind identisch mit denen des aufgereinigten natürlichen G-CSFs [29]. Nagata et al. [20] berichteten über ein von Plattenepithelkarzinomzellen produziertes G-CSF, das aus 177 Aminosäuren zusammengesetzt ist. Diese relativ seltene Form von G-CSF ist wahrscheinlich das Ergebnis eines alternativen „splicing"-Mechanismus. Inwieweit unterschiedliche biologische Eigenschaften für das G-CSF/174 [29] und das G-CSF/177 [20] bestehen, ist bisher noch unklar. Das Gen für G-CSF ist auf dem Chromosom 17 in der Region 17q11.2-q21 lokalisiert [28].

Wie oben erwähnt, sind maligne transformierte Epithelzellen in der Lage, konstitutiv G-CSF zu produzieren [20, 32]. Der zelluläre Ursprung von G-CSF im gesunden Organismus ist noch nicht vollständig untersucht. Bisher sind Endothelzellen [35], Fibroblasten [10] und Monozyten [9] als Produzenten identifiziert worden.

Biologische Aktivitäten von G-CSF in vitro

G-CSF hat die Fähigkeit, die Proliferation und Differenzierung determinierter Stammzellen für Granulozyten und Monozyten/Makrophagen (CFU-GM) in einem Kolonieassay zu stimulieren [14, 24, 26, 29, 30, 32]. Dabei kommt es zum Auswachsen vorwiegend neutrophiler Granulozyten (über 90% der Kolonien am Tag 7 der Kultur sind Granulozyten-Kolonien). G-CSF wirkt nicht nur auf determinierte myeloische Stammzellen (CFU-GM), sondern auch auf reifere myeloische Zellen wie Myeloblasten, Promyelozyten und Myelozyten. Die Proliferation dieser Zellen wurde in Suspensionskulturen (10^5 Zellen/ml) mittels ^{3}H-Thymidin-Einbau gemessen. G-CSF verstärkt darüberhinaus auch die Funktionen peripherer Granulozyten. Sowohl die Expression der chemotaktischen Peptidrezeptoren für fMLP [25] als auch die Erhöhung der von Antikörpern abhängigen zellulären Zytotoxizität gegen maligne Zellen (ADCC) [26], wurde durch G-CSF signifikant erhöht.

Aktivitäten von rhG-CSF in vivo

Um den möglichen klinischen Einsatz von G-CSF beim Menschen zu testen, haben wir zuerst die Effekte von rhG-CSF in Cynomolgus-Affen (Macaque fasicularis) untersucht [33]. Dieses Tiermodell wurde aufgrund der funktionellen und morphologischen Ähnlichkeit seines hämatopoetischen Systems mit dem des Menschen ausgewählt. Pharmakokinetische Untersuchungen mit ^{35}S-Methionin-markiertem rhG-CSF (5 µg) zeigten, daß das subkutan verabreichte rhG-CSF eine Plasmahalbwertzeit von 18 Stunden hat, während das intravenös verabreichte rhG-CSF mit einer α-Phase von 7–8 Minuten ($t_{1/2\,\alpha}$) und einer β-Phase ($t_{1/2\,\beta}$) von 120 Minuten eliminiert wird. Die Spitzenkonzentrationen für G-CSF waren 9 ng/ml für das intravenös verabreichte und 3 ng/ml für das subkutan verabreichte ^{35}S-G-CSF [33].

Wirkungen von rhG-CSF bei gesunden Affen

Die Wirkungen von rhG-CSF auf die Hämatopoese bei Affen waren dosisabhängig [33]. Die Leukozytenzahl im peripheren Blut des mit 10 µg/kg/d rhG-CSF (subkutan) behandelten Affen stieg 24 Stunden nach Beginn der Behandlung an und erreichte am 6. Tag Werte von 42–56 × 10^3/mm^3. (Die Normalwerte der Leukozytenzahlen der Affen sind ähnlich denen beim Menschen und liegen in der Regel zwischen 5000 und 10 000/mm^3.) Für die folgenden drei Wochen der Therapie lagen die absoluten Neutrophilenzahlen zwischen 31–42 × 10^3/mm^3. Behandlung mit rhG-CSF in einer höheren Dosis von 100 µg/kg/d führte zu einer Leukozytenzahl von 80–120 × 10^3/mm^3, während eine niedrigere Dosis von 1 µg/kg/d die Leukozytenzahl auf Werte von 18–29 × 10^3/mm^3 ansteigen ließ. Nach Abschluß der rhG-CSF-Therapie normalisierten sich für alle Dosierungen die Leukozytenzahlen innerhalb von 3 bis 7 Tagen. Der Anstieg der Leukozyten unter rhG-CSF-Gabe beruhte hauptsächlich auf einem Anstieg der neutrophilen Granulozytenzahlen (Tabelle 1). Die Zahl der Eosinophilen und Monozyten änderte sich nicht sinnfällig. Die Lymphozytenzahl bei Affen, die G-CSF in einer Dosierung von > 10 µg/kg/d bekamen, stieg dosisabhängig an (1,5–2,5fach). Bedeutende Veränderungen der Erythrozyten-, Retikulozyten-, Thrombozytenzahlen oder der Hämoglobinkonzentrationen wurden dabei nicht festgestellt. Knochenmarkbiopsien der behandelten Affen wiesen eine Hyperzellularität mit einer 5–10fachen Anreicherung myeloischer Vorstufen (hauptsächlich Myelozyten) auf.

Tabelle 1 In-vivo-Aktivitäten von rekombinantem humanem G-CSF

1) Stimuliert dosisabhängigen Anstieg neutrophiler Granulozyten in gesunden Primaten
2) Verkürzt die Zeit der Neutropenie
   a) nach Chemotherapie-induzierter Knochenmarksuppression
   b) nach Ganzkörperbestrahlung und autologer Knochenmarktransplantation
3) Zeigt keine akuten Nebeneffekte

Neutrophile Granulozytenfunktionen

Neutrophile Granulozyten der Affen unter Behandlung mit rhG-CSF zeigten normale Chemotaxis in einem Standardtest, in dem in einer Boydenkammer Zymosan als Chemoattraktans verwendet wird [33]. Die Fähigkeit der neutrophilen Granulozyten, Nitroblau-Tetrazolium zu reduzieren, war ebenfalls regelrecht [33].

Langzeitbehandlung mit rhG-CSF

Um zu testen, ob die rhG-CSF Behandlung zu einer Erschöpfung der pluripotenten Stammzellen oder der determinierten Stammzellen für Granulozyten und Monozyten führt, wurde ein Affe ein Jahr lang mit 10 µg/kg/d behandelt. Eine stabile Leukozytenzahl von 30–40 × 10^3/mm^3 (80–90% davon neutrophile Granulozyten) konnte für die Dauer des gesamten Behandlungszeitraumes aufrechterhalten werden. In diesem Zeitraum gab es keine Veränderung anderer Blutzellpopulationen, wie Erythrozyten- oder Thrombozytenzahl. Im Gegensatz zu GM-CSF [4], wurde bei den mit rhG-CSF behandelten Affen keine Eosinophilie beobachtet. Nach Absetzen der rhG-CSF-Therapie normalisierten sich die Granulozytenzahlen auf Werte, die vor der Therapie gemessen wurden.

Wirkungen von rhG-CSF nach Chemotherapie-induzierter Knochenmarksuppression

Im Affenmodell wurde auch die Wirkung von rhG-CSF bei Chemotherapie-induzierter Knochenmarksuppression untersucht [33]. Zunächst wurden 3 Affen mit Cyclophosphamid behandelt (CY; 60 mg/kg/dx2). Diese Dosierung führte zwischen dem 4. und 7. Tag nach CY-Gabe zur Knochenmarkaplasie mit peripherer Leukopenie (unter 1 × 10^3 Granulozyten/mm^3). 2 der 3 Affen wurden zusätzlich mit rhG-CSF (10 µg/kg/d, subkutan) behandelt: Ein Affe bekam rhG-CSF zwischen Tag 3 und Tag 18 nach CY, ein zweiter Affe wurde 6 Tage vor CY, während der CY-Behandlung und 21 Tage nach CY mit rhG-CSF behandelt. Bei allen Affen sank die Leukozytenzahl zwischen dem 4. und 6. Tag nach CY auf Werte unter 2 × 10^3/mm^3. Bei den beiden mit rhG-CSF behandelten Affen nahmen die peripheren Leukozytenzahlen vom 8. Tag nach CY an dramatisch zu und erreichten Werte von ca. 50 × 10^3/mm^3 am Tag 10 nach CY. Das Differentialblutbild zeigte, daß 90 bis 100% der Leukozyten neutrophile Granulozyten waren. Nachdem die rhG-CSF Behandlung abgesetzt wurde, ging die Leukozytenzahl und der Prozentsatz der Neutrophilen auf normale Werte zurück. Der Thrombozytenabfall und -anstieg nach der CY-Behandlung war bei allen 3 Affen (rhG-CSF behandelte oder Kontrolltiere) ähnlich und erreichte nach 2 Wochen wieder normale Werte.

Dieser Effekt von rhG-CSF nach einer CY-Behandlung konnte auch bei wiederholten Zyklen von CY (4 Zyklen im Abstand von 28 Tagen; jeweils 60 mg/kg/dx2) gezeigt werden. Die Dynamik der Rekonstitution der Myelopoese war nach jedem der 4 Zyklen ähnlich [2]. Es gab dabei keine Erschöpfung dieser Reaktion auf G-CSF. Diese Untersuchungen zeigen, daß der limitierende Faktor in der Geschwindigkeit der Regeneration der Hämatopoese nach Cyclophosphamid-Behandlung möglicherweise G-CSF ist.

Ähnliche Effekte wie nach Cyclophosphamid-Behandlung konnten auch nach wiederholten Zyklen von Busulfan (oral) erzielt werden. 2 Affen wurden mit Busulfan in einer Dosierung von 4 mg/kg/d am Tag 1, 2 und 3, 6 mg/kg/d am Tag 22, 23, und 24, und 10 mg/kg/d am Tag 61, 62 und 63 behandelt. Ein Affe erhielt zusätzlich G-CSF jeweils vom 3. Tag nach Busulfan bis 3 Tage vor dem nächsten Busulfan-Zyklus verabreicht. Die Regeneration der Myelopoese nach Busulfan mittels rhG-CSF (30 µg/kg/d) war zwar nicht so dramatisch wie nach CY, jedoch wesentlich schneller als ohne rhG-CSF. Die absoluten Neutrophilenzahlen im peripheren Blut erreichten beim Kontrolltier Tiefpunkte (Nadir) am Tag 12 mit $1{,}4 \times 10^3$, am Tag 44 mit $0{,}5 \times 10^3$ und am Tag 80 mit $0{,}2 \times 10^3$ Neutrophilen/mm^3. Das G-CSF-behandelte Tier hatte an den entsprechenden Tagen $19{,}5 \times 10^3$, $17{,}6 \times 10^3$ und $2{,}1 \times 10^3$ neutrophile Granulozyten/mm^3. An jedem Tag – während und nach der Busulfan-Therapie – waren die Neutrophilenzahlen höher beim G-CSF behandelten Tier (jedoch nie unter $2 \times 10^3/mm^3$) als beim Kontrolltier. Andere Blutzellen wurden durch die Behandlung mit rhG-CSF nicht in ihrer Regeneration beeinflußt.

Wirkungen von rhG-CSF nach autologer Knochenmarktransplantation

In einer zusätzlichen Studie untersuchten wir den Effekt von rhG-CSF auf die Regeneration der Myelopoese nach autologer Knochenmarktransplantation (KMT) [6]. Drei Tiere erhielten nach knochenmarkablativer Ganzkörperbestrahlung (10 Gy) autologes Knochenmark ($7{,}5 \times 10^7$ low-density, kernhaltige Knochenmarkzellen/kg Körpergewicht). Am 3.–34. Tag nach der KMT bekamen zwei Affen zusätzlich rhG-CSF (ein Tier 50 µg/kg/d, das zweite 100 µg/kg/d). Die Leukozytenzahl der beiden mit rhG-CSF behandelten Affen erreichte Werte von $15-20 \times 10^3/mm^3$ zwischen dem 22. und dem 35. Tag nach KMT.

Tabelle 2 Effekte der rhG-CSF-Therapie auf die Zeit der Neutropenie (< 1000 Neutrophile/mm^3) nach Chemotherapie und nach autologer Knochenmarktransplantation (KMT) bei Affen

	Tage mit Neutropenie (< 1000/mm^3)	
Behandlung	Kontrolltier	rhG-CSF behandeltes Tier
Cyclophosphamid (60 mg/kg/dx2)	21	0
Busulfan (10 mg/kg/dx3)	33	0
KMT	20	10

Die rhG-CSF Dosis war 10 µg/kg/d nach Cyclophosphamid, 30 µg/kd/d nach Busulfan und 100 µg/kg/d nach KMT.

In demselben Zeitraum lag die Leukozytenzahl des Kontrolltieres zwischen $2-4 \times 10^3/mm^3$. Das Tier, das mit 100 µg/kg/d rhG-CSF behandelt wurde, erreichte am 10. Tag Neutrophilenzahlen von über $1 \times 10^3/mm^3$, während beim Tier, das 50 µg/kg/d bekam, dieser Wert am 18. Tag vorlag (Tabelle 2). Das Kontrolltier erreichte diese Zahl am 20. Tag. Nach Beendigung der rhG-CSF Behandlung fiel die Leukozytenzahl der behandelten Tiere auf Werte, die mit denen des Kontrolltieres nach KMT vergleichbar waren. Die Regeneration der Thrombopoese und Erythropoese konnte jedoch durch rhG-CSF nicht beschleunigt werden.

Klinische Phase-I-Studie mit rhG-CSF bei Patienten mit Blasenkarzinom

Basierend auf den Erfahrungen in unserem Tiermodell (siehe oben) starteten wir eine klinische Phase-I-Studie mit rhG-CSF bei Patienten mit Blasenkarzinom. Bisher wurden 22 Patienten vor Chemotherapie und 18 der 22 Patienten auch nach dem ersten Chemotherapiezyklus mit G-CSF in einer Dosis zwischen 1 und 60 µg/kg/d behandelt [5]. Die Chemotherapie bestand aus Methotrexat, Vinblastin, Adriamycin und Cis-Platin (M-VAC). RhG-CSF wurde 6 Tage vor M-VAC (Tag −12 bis −7) und 8 Tage nach M-VAC (Tag 4−11) verabreicht. Im ersten Zyklus vor M-VAC wurde ein dosisabhängiger Anstieg der neutrophilen Granulozyten (1,8−12fach) gemessen [5]: 1,8−2,1fach bei 1 µg/kg/d, 3,1−4fach bei 3 µg/kg/d; 3,9−5,7fach bei 10 µg/kg/d; 4,7−8,3fach bei 30 µg/kg/d, und 5,9−12fach bei 60 µg/kg/d rhG-CSF. 18 der 22 Patienten erhielten rhG-CSF auch nach M-VAC. Sie zeigten nach M-VAC ebenfalls einen dosisabhängigen Anstieg der neutrophilen Granulozyten (mindestens 3fach). Zwölf der 18 Patienten hatten nach M-VAC nie Granulozytenzahlen unter $1 \times 10^3/mm^3$. Keiner der Patienten hatte weniger als 1×10^3 Granulozyten/mm^3 am Tag 14 nach M-VAC, während 3 von 6 Patienten, die kein G-CSF erhielten, am Tag 14 weniger als 1×10^3 Granulozyten/mm^3, die anderen 3 Granulozytenzahlen von $1-2 \times 10^3/mm^3$ aufwiesen. Die Therapie mit rhG-CSF zeigte außer leichten Knochenschmerzen während der Administration keine akuten Nebeneffekte. Die rhG-CSF behandelten Patienten hatten signifikant weniger Fiebertage (1 Tag) verglichen mit den 6 Patienten ohne rhG-CSF Behandlung (35 Tage) im gleichen Zeitraum. Zusätzlich konnte bei allen rhG-CSF behandelten Patienten die Chemotherapie nach Protokoll am Tag 14 nach M-VAC fortgesetzt werden, während nur ein Drittel der Patienten ohne rhG-CSF für die nächste Zytostatikagabe qualifiziert waren [5]. Es kam jedoch zu einem Anstieg der alkalischen Phosphatase im Serum. Transaminasen, Harnstoff, Kreatinin, etc. blieben während der rhG-CSF Therapie unverändert. Eosinophile, Basophile, Thrombozyten und Erythrozyten blieben in ihrer Zahl unbeeinflußt durch die rhG-CSF Therapie. Bei den höchsten rhG-CSF Dosen beobachteten wir einen bis zu 10fachen Anstieg der Monozyten.

Diese tierexperimentellen und ersten klinischen Ergebnisse zeigen, daß rhG-CSF ein sehr potentes in vivo Stimulans der Myelopoese auch nach Chemotherapie-induzierter Knochenmarksuppression ist. Seine Fähigkeit, die Zeit der Neutropenie nach Chemotherapie zu verkürzen, kann es in Zukunft ermöglichen, unter dem adjuvanten Schutz mit rhG-CSF bei Patienten mit Malignomen entweder die Chemotherapie häufiger pro Zeiteinheit durchzuführen oder die Dosierungen der Zytostatika zu erhöhen.

Die Wirkungen von G-CSF auf Wachstum und Differenzierung von AML Zellen

Leukämiezellen besitzen ein einzigartiges Wachstumsverhalten in semisoliden Agarkulturen, im sogenannten klonogenen Leukämiezell-Assay [19]. Verschiedene Beobachtungen lassen vermuten, daß diese kolonienbildenden Zellen als „Stammzellen" für den Leukämieklon fungieren. Diese klonogenen Leukämiezellen vermehren sich aktiv in vivo, was Thymidin-Suizid-Studien gezeigt haben [18]. Tatsächlich kann der Grad der Selbsterneuerung dieser klonogenen Leukämiezellen in vitro ein wichtiger Prognosefaktor sein [15]. Neuere Untersuchungen zeigten, daß diese klonogenen Leukämiezellen nicht nur proliferieren, sondern auch begrenzt differenzieren können [7, 12]. Siebenundzwanzig frische myeloische Leukämien in Suspensionskulturen wurden auf ihr Wachstumsverhalten unter Zugabe von G-CSF und GM-CSF untersucht. Neun dieser 27 Leukämien konnten dabei mehr als 2 Monate lang am Wachsen gehalten werden. Eine der myeloischen Leukämien (M1 – Myeloblastenleukämie mit der Karyotypanomalie 1q-) konnte sogar unter der Anwesenheit von GM-CSF und G-CSF 7 Monate, eine andere (M2-Leukämie) 3 Monate am Wachstum erhalten werden, die restlichen Leukämien (M2–M4) hörten zwischen dem 2. und 3. Monat auf, in Kultur zu proliferieren. Neun Leukämien, die 2 Monate in Kultur am Wachstum gehalten werden konnten, wurden auf ihre Fähigkeit, auf die einzelnen Faktoren G-CSF oder GM-CSF zu proliferieren, getestet (Zellzahl und ^{3}H-Thymidin-Einbau-Assay). Dabei fanden wir eine breite Streuung der Reaktionsweise auf diese beiden Faktoren. Der Median des Stimulationsindex (und 100%-Bereich) war 1,3 (1–6,5) für G-CSF und 4,4 (1,3–8,1) für GM-CSF.

Vellenga et al. [31] berichteten über die Wirkungen von GM-CSF und G-CSF in 48 Fällen von AML. Leukämiezellen von 9 Patienten bildeten keine Kolonien im Clonogenic Assay. In 7 Fällen bildeten sich nur im Beisein von G-CSF Kolonien, und in 11 Fällen nur nach Einwirkung von GM-CSF. In 21 Fällen bildeten sich als Reaktion auf GM-CSF oder G-CSF Kolonien, und in 12 dieser Fälle gab es eine additive Wirkung der beiden CSFs. Diese Ergebnisse sind durch andere Untersuchungen bestätigt und erweitert worden. Nara et al. [21] berichteten, daß rekombinantes G-CSF das Wachstum klonogener leukämischer Zellen und das langfristige Wachstum von Leukämiezellen in Suspensionskulturen von 4 Patienten mit AML förderte. Kelleher et al. [11] untersuchten 8 Patienten und konnten zeigen, daß GM-GSF und G-CSF synergistisch das Wachstum der klonogenen Zellen bei 7 der 8 Patienten stimulierten. In allen erwähnten Untersuchungen war eine große Fall-abhängige Variabilität zu verzeichnen. Die biologische Signifikanz dieser Heterogenität der Antwort myeloischer Leukämiezellen auf z. B. G-CSF ist in ihrer klinischen Bedeutung noch unklar.

Viele Untersuchungen haben gezeigt, daß leukämische Zellinien wie die murine myelo-monozytäre Leukämie-Zellinie WEHI-3B oder die humane promyelozytäre Leukämiezellinie HL-60 sich mit G-CSF zu reifen Granulozyten differenzieren ließen [1, 23, 29]. In der vorliegenden Studie wurde eine Reihe frisch explantierter Leukämiezellen auf ihre Fähigkeit untersucht, auf G-CSF mit Differenzierung zu reagieren. In ca. 20% der Fälle gelang es, auch frische Leukämiezellen in vitro mit relativ hohen Dosen von G-CSF (10 000 U/ml) zu reiferen Zellen wie Metamyelozyten und stabkernige Granulozyten auszudifferenzieren [29]. Die Mehrzahl der Leukämien blieb jedoch refraktär; in den Fällen, in denen eine Differenzierung erreicht wurde, geschah dies nie bei allen Leukämiezellen, sondern nur bei bis zu 60% der Zellen. Es ist jedoch nicht ausgeschlossen, daß unter günstigeren experimentellen Bedingungen mehr Zellen oder Zellen von mehr AML-Patienten zu dieser Differenzierung befähigt sind. Möglicherweise reflektiert die Heterogenität der Reaktivität auf G-CSF in Proliferations-Assays oder Differenzierungs-Assays auch die biologische Heterogenität dieser malignen Erkrankung.

Zur Zeit ist noch nicht klar, ob Differenzierungstherapien bei der Behandlung der Leukämie beim Menschen eine Rolle spielen werden. Lotem und Sachs [13] zeigten in einem murinen Modell, daß die In-vivo-Verabreichung eines hämatopoietischen Differenzierungsfaktors (MGI-2) zur Hemmung des Leukämiezellwachstums führte. Sachs [27] unterscheidet Wachstum-induzierende Proteine (MGI-1) von die Differenzierung induzierenden Faktoren (MGI-2). Er argumentiert, daß die letzteren durch die ersteren induziert werden. Das würde bedeuten, daß eine G-CSF-Therapie indirekt einen ähnlichen Effekt haben könnte. Das humane Analogon zu MGI-2 ist jedoch noch nicht identifiziert. Weitere In-vitro- und tierexperimentelle Studien mit G-CSF müssen in dieser Richtung durchgeführt werden. Basierend auf allen heute verfügbaren In-vitro-Daten [1, 23, 29], ist die Behandlung eines Patienten mit akuter AML mit z. B. G-CSF noch nicht zu rechtfertigen: Die Differenzierungstherapien mit G-CSF werden immer davon abhängen, inwieweit G-CSF die Proliferation leukämischer Stammzellen unterhält. Es ist jedoch denkbar, daß eine Therapie mit G-CSF bei Patienten mit aktiver AML den Zelleintritt in die S-Phase beschleunigen könnte. Wenn es zeitlich mit einem S-Phasen-spezifischen chemotherapeutischen Mittel wie Cytosin-Arabinosid (ARA-C) abgestimmt verabreicht wird, könnte das zur verstärkten Zytotoxizität der Leukämiezellen durch ARA-C führen.

Eine mögliche Therapieform wäre, G-CSF an toxische Moleküle wie Ricin und Daunorubicin zu koppeln oder G-CSF (radioaktiv markiert z. B. mit ^{131}Jod) zu verabreichen, um die Targetzellen für G-CSF inklusive Leukämiezellen spezifisch zu lysieren. Es ist wahrscheinlich, daß ein zunehmend vertiefteres Verständnis zur Wachstumsregulierung der AML Zellen die Entwicklung neuer oder die bessere Anwendung derzeit verfügbarer Therapien ermöglicht.

Danksagung

Der Autor dankt allen Mitarbeitern, die am G-CSF-Projekt beteiligt waren, insbesondere: Dr. med. Erich Platzer, Janice Gabrilove, M. D., Li Lu, M. D., Ester Levi, Ph. D., Malcolm A. S. Moore, Ph. D., Mary Ann Bonilla, M. D., Alfred Gillio, M. D., Richard O'Reilly, M. D. (Memorial Sloan-Kettering Cancer Center, New York), Lawrence Souza, Ph. D. (AMGen, Thousand Oaks, CA.)

Literatur

[1] Begley, C. G., D. Metcalf, N. A. Nicola: Purified colony-stimulating factors (G-CSF and GM-CSF) induce differentiation in HL-60 cells with suppression of clonogenicity. Int. J. Cancer **39** (1987) 99–105.

[2] Bonilla, M. A., A. P. Gillio, G. K. Potter et al.: Effects of recombinant human G-CSF and GM-CSF on cytopenias associated with repeated cycles of chemotherapy in primates. Blood **70** (1987) 130a (abstract 377).

[3] Clark, S., R. Kamen: The human hematopoietic colony-stimulating factors. Science **236** (1987) 1229–1237.

[4] Donahue, R. E., E. A. Wang, D. K. Stone et al.: Stimulation of haematopoiesis in primates by continuous infusion of recombinant human GM-CSF. Nature **321** (1986) 872–875.

[5] Gabrilove, J. L., A. Jakubowski, H. Scher et al.: Granulocyte colony stimulating factor reduces the meutropenia and associated morbidity of chemotherapy for transitional cell carcinoma of the urothelium. New Engl. J. Med. **318** (1988) 1414–1422.

[6] Gillio, A. P., M. A. Bonilla, G. K. Potter et al.: Effects of recombinant human granulocyte-colony stimulating factor on hematopoietic reconstitution after auto-

logous bone marrow transplantation in primates. Transplant Proc. **19** (1987) (Suppl. 7) 153–156.

[7] Griffin, J. D., P. Larcom, S. F. Schlossmann: Use of surface markers to identify a subset of acute myelomonocytic leukemia cells with progenitor cell properties. Blood **62** (1983) 1300–1303.

[8] Griffin, J. D., D. Young, F. Herrman et al.: Effects of recombinant human GM-CSF on proliferation of clonogenic cells in acute myeloblastic leukemia. Blood **67** (1986) 1448–1453.

[9] Herrmann, F., S. A. Cannistra, J. D. Griffin: T cell monocyte interactions in the production of humoral factors regulating human granulopoiesis in vitro. J. Immunol. **136** (1986) 2856–2861.

[10] Kaushansky, K., N. Lin, J. W. Adamson: Interleukin 1 stimulates fibroblasts to synthesize granulocyte-macrophage and granulocyte colony-stimulating factors. J. clin. Invest. **81** (1988) 92–97.

[11] Kelleher, C., J. Miyauchi, G. Wang et al.: Synergism between recombinant growth factors, GM-CSF and G-CSF, acting on the blast cells of acute myeloblastic leukemia: Blood **69** (1987) 1498–1503.

[12] Lange, G., D. Ferrero, S. Pessano et al.: Surface phenotype of clonogenic cells in acute myeloid leukemia defined by monoclonal antibodies. Blood **64** (1984) 693–700.

[13] Lotem, J., L. Sachs: In vivo inhibition of the development of myeloid leukemia by injection of macrophage and granulocyte inducing protein. Int. J. Cancer **28** (1981) 375–386.

[14] Lu, L., K. Welte, J. L. Gabrilove et al.: Effects of recombinant tumor necrosis factor alpha, recombinant human gamma interferon, and prostaglandin E on colony formation of human hemopoietic progenitor cells stimulated by natural human pluripotent colony stimulating factor, pluripoietin-alpha, and recombinant erythropoietin in serum-free cultures. Cancer Res. **46** (1986) 4357–4361.

[15] McCulloch, E. A., J. E. Curtis, H. A. Messner et al: The contribution of blast cell properties to outcome variation in acute myeloblastic leukemia. Blood **59** (1982) 601–608.

[16] Metcalf, D.: The Hemopoietic Colony Stimulating Factors. Elsevier, Amsterdam – New York 1984.

[17] Metcalf, D., N. A. Nicola, C. G. Begley: The colony-stimulating factors and myeloid leukemia. In: R. P. Gale, D. W. Golde (eds.): Leukemia: Recent Advances in Biology and treatment, pp. 267–276. Alan R. Liss, Inc., New York 1985.

[18] Minden, M. D., J. E. Till, E. A. McCulloch: Proliferative state blast cell progenitors in acute myeloblastic leukemia (AML). Blood **52** (1978) 592–600.

[19] Moore, M. A. S., N. Williams, D. Metcalf: In vitro colony formation by normal and leukemic human hematopoietic cells. Characteristics of the colony-forming cells. J. Natl. Cancer Inst. **50** (1973) 603–623.

[20] Nagata, S., M. Tsuchiya, S. Asano et al.: Molecular cloning and expression of cDNA for human granulocyte colony-stimulating factor. Nature **319** (1986) 415–418.

[21] Nara, N., E. A. McCulloch: The proliferation in suspension of the progenitors of the blast cells in acute myeloblastic leukemia. Blood **65** (1985) 1484–1493.

[22] Nara, N., I. Murohashi, T. Suzuki et al.: Effects of recombinant human granulocyte colony-stimulating factor (G-CSF) on blast progenitors from acute myeloblastic leukemia patients. Brit. J. Cancer **56** (1987) 49–51.

[23] Nicola, N. A., C. G. Begley, D. Metcalf: Identification of the human analogue of a regulator that induces differentiation in murine leukemic cells. Nature **314** (1985) 625–628.

[24] Ottmann, O. G., K. Welte, L. M. Souza et al.: Proliferative Effects of a Recombinant Human Granulocyte Colony-Stimulating Factor (rG-CSF) on Highly Enriched Hematopoietic Progenitor Cells. In: Neth, Gallo, Greaves et al. (eds.): Modern Trends in Human Leukemia, VII, pp. 244–247. Berlin–Heidelberg–New York 1987.

[25] Platzer, E., K. Welte, J. L. Gabrilove et al.: Biological activities of human pluripotent hematopoietic colony stimulating factor on normal and leukemic cells. J. Exp. Med. **162** (1985) 1788–1801.

[26] Platzer, E., S. Oez, K. Welte et al.: Human pluripotent hematopoietic colony stimulating factor; activities on human and murine cells. Immunobiology **172** (1987) 185–193.

[27] Sachs, L.: The molecular control of blood cell development. Science **238** (1987) 1374–1379.

[28] Simmers, R. N., L. M. Webber, M. F. Shannon et al.: Localization of the G-CSF gene on chromosome 17 proximal to the breakpoint in the t(15;17) in acute promyelocytic leukemia. Blood **70** (1987) 330–332.

[29] Souza, L. M., T. C. Boone, J. L. Gabrilove et al.: Recombinant human granulocyte colony-stimulating factor: Effects on normal and leukemic myeloid cells. Science **232** (1986) 61–65.

[30] Strife, A., C. Lambek, D. Wisniewski et al.: Activities of four purified growth factors on highly enriched human hematopoietic progenitor cells. Blood **69** (1987) 1508–1523.

[31] Vellenga, E., D. C. Young, K. Wagner et al.: The effects of GM-CSF and G-CSF in promoting growth of clonogenic cells in acute myeloblastic leukemia. Blood **69** (1987) 1771–1776.

[32] Welte, K., E. Platzer, L. Lu et al: Purification and biochemical characterization of human pluripotent hematopoietic colony stimulating factor. Proc. nat. Acad. Sci. USA **82** (1985) 1526–1530.

[33] Welte, K., M. A. Bonilla, A. P. Gillio et al.: Recombinant human G-CSF: Effects on hematopoiesis in normal and cyclophosphamide treated primates. J. exp. Med. **165** (1987) 941–948.

[34] Welte, K., M. A. Bonilla, J. L. Gabrilove et al.: Recombinant Human Granulocyte-Colony Stimulating Factor: In vitro and in vivo effects on myelopoiesis. Blood Cells **13** (1987) 17–30.

[35] Zsebo, K. M., V. N. Yuschenkoff, S. Schiffer et al.: Vascular endothelial cells and granulopoiesis: Interleukin-1 stimulates release of G-CSF and GM-CSF. Blood **71** (1988) 99–103.

The potential role of Interleukin-2 based therapy in the treatment of lymphoma

D. R. Parkinson

Zusammenfassung

Das zunehmende Verständnis der biologischen Folgen einer Interaktion von Interleukin-2 (IL-2) mit seinem spezifischen Rezeptor eröffnet die Möglichkeit neuer Strategien für die Therapie von Non-Hodgkin-Lymphomen. Zu diesen Strategien zählt die Verwendung von IL-2 als Monotherapeutikum oder in Kombination mit aktivierten zytotoxischen Lymphozyten oder anderen Zytokinen. Eine alternative Möglichkeit schließt bei IL-2 Rezeptor-positiven malignen Erkrankungen auch die Verwendung von IL-2, inkorporiert in chimerisches Toxinprotein, als Ligand für eine rezeptorspezifische Therapie ein.

Summary

Increased understanding of the biological consequences of the interaction of Interleukin-2 with its specific receptor raises the possibility of new strategies for the therapy of non-Hodgkin's lymphoma. These strategies include the use of IL-2 as a pharmacologic agent either by itself, or in combination with activated cytotoxic lymphocytes or other cytokines. An alternative approach also includes the use of IL-2, incorporated into chimeric toxin protein, as a targeting ligand for receptor specific therapy, for IL-2R positive malignancies.

Introduction

Recent years have seen the isolation, characterization, cloning and preparation for clinical use of a series of small proteins termed cytokines which play a role in the development and regulation of the immune system. One of these cytokines, Interleukin-2 (IL-2) has biological properties which have led to its application in the therapy of human malignancy [29]. The complexities involved in considering the potential therapeutic use of Interleukin-2 in the treatment of human malignancy are compounded in the particular situation of the lymphomas, because of the central role this protein plays in the normal biology of the lymphoid system. Nevertheless, despite the complexities it is now possible to speculate on some potential applications for IL-2 and derivative molecules in the therapy of human lymphoma.

The potential uses of IL-2 in the treatment of human lymphoma fall into three categories:

1. The use of IL-2 to restore an immunodeficient state associated with the lymphoma represents one potential clinical use of IL-2. While this might also add antitumor efficacy, such immunorestoration would potentially decrease some of the untoward secondary effects of lymphoma malignancy including opportunistic infections, the subsequent transformation to a more aggressive phenotype, or the occurrence of second malignancies.

2. The use of pharmacological doses of IL-2 in the therapy of lymphoid malignancy.

3. The use of IL-2 as a targeting ligand for cytotoxic therapy directed at malignant lymphoid cells bearing the high affinity IL-2 receptor.

The rational application of IL-2 in lymphoma therapy will depend on a detailed understanding of the clinical biology of IL-2 and its receptor.

The emerging biology of Interleukin-2

As a consequence of the development of reproducible biological and immunoassays for IL-2, purification of the native human protein and cloning of the IL-2 gene [39] it has become possible to define in more detail the biology of this lymphokine. The product of a subset of activated T-lymphocytes, this 15.000 KD protein interacts with a specific high affinity receptor (IL-2R) expressed on activated T-lymphocytes and certain malignant T-lymphocytes, including the malignant cells in HTLV-1 associated lymphoproliferation (adult T-cell leukemia/lymphoma). This high affinity receptor is composed of at least two non-covalently associated proteins which separately bind IL-2 with much lower affinities. The p70 protein is expressed constitutively on a subset of bone-marrow and peripheral blood lymphoid cells which includes natural killer cells. This protein binds IL-2 at moderate affinity ($Kd = 10^{-9}$ M). The second protein, p55 or TAC antigen, has an even lower binding affinity for IL-2 ($Kd = 10^{-8}$ M); this protein appears following T-lymphocyte activation or transformation. The non-covalent association of TAC together with p70 on the activated T cell membrane results in the formation of the high affinity IL-2R (Kd = 10^{-11} M).

The interaction of IL-2 with this specific receptor, expressed on a narrow spectrum of activated normal T-lymphocytes, and some activated B-lymphocytes and macrophages [48], nevertheless has pleiotropic biological consequences. These include the activation of certain lymphoid cytotoxic cells, the induction of proliferation of activated lymphoid cells, and the induced release of a spectrum of secondary proteins from activated cells. Activated cytotoxic lymphocytes which appear with IL-2 therapy include the series of non-major histocompatibility (MHC)-restricted lymphokine activated killer (LAK) cells of both natural killer (CD3 − CD^{16+}) and T (CD3 + CD^{16-}) phenotypes [30]. In studies of tumor infiltrating lymphocytes of malignant melanoma, IL-2 also will induce MHC-restricted cytotoxic T-lymphocytes (CD3 + CD^{8+}) specific for autologous tumor [15]. The proteins induced have been identified in the supernatants of IL-2 stimulated lymphoid populations, and/or in the serum of patients receiving IL-2 include interferon-gamma (IFN-γ), granulocyte-macrophage colony stimulating factor (GM-CSF), tumor necrosis factor (TNF) interleukin-1 and possibly interleukin-6. Thus a cascade of biological effects follow the IL-2/IL-2R interaction; both antitumor activity and toxicities may be consequent to these various effects. Delineation of the relative contributions of each of these biological effects to efficacy and toxicity will be central to developing more active and less toxic therapy.

Preclinical studies with IL-2 in lymphoid malignancy

Most preclinical animal models of IL-2 therapy have utilized solid tumor transplant models. As summarized recently these extensive studies demonstrate that IL-2 has activity as a single agent with significant dose and schedule dependence [20, 32]. For a given dose and schedule, the anti-tumor effect can be greatly enhanced by the use of IL-2 together with ex vivo activated and expanded cells, either non-MHC restricted cytotoxic cells (LAK cells) [32], MHC-restricted cytotoxic T-lymphocytes generated from tumor infiltrating lymphocytes (TIL) [33] or by the use of IL-2 together with other cytokines including interferon alpha [5, 7, 14, 34], TNF [21, 24], or together with monoclonal antibodies [23, 38]. Some preclinical evidence suggests that the same principles will hold in the therapy of lymphoid malignancy. Berinstein and Levy [3] demonstrated that markedly enhanced anti-B-cell lymphoma activity was observed when IL-2 was administered together with either IgG2a or IgG2b anti-idiotypic (Id) antibody. The mechanism of this enhanced effect appeared to be via activation of an asialo-GM, positive cell mediating antibody-dependent cellular cytotoxicity (ADCC). Both the antibody and IL-2 were used at the maximal effective and tolerated doses. In further experiments these workers demonstrated that $F(ab')_2$ antibody fragments were ineffective, that the effect was specific for Id-positive tumors, and that significant tumor burdens could be treated, emphasizing the nature and specificity of this enhanced ADCC effect, and its potential therapeutic power.

The Friend-virus-induced FBL-3 lymphoma/leukemia has been the focus of extensive studies of therapy involving adoptively transferred immune lymphocytes and IL-2 expanded in vitro activated specific anti-lymphoma lymphocytes [8, 9, 10, 11]. These studies were expanded by Matis et al. [22] who demonstrated the effective therapy of FBL-3 using IL-2 and an MHC-restricted cytotoxic T-cell clone.

In summary, animal data suggest that specific cytotoxic cells can be generated by IL-2 therapy in lymphoid malignancies, that malignant lymphoid cells may also be susceptible to non-specific or LAK-associated cytotoxicity, and furthermore that antibody-dependent cytotoxic killing of malignant lymphoid cells can be markedly enhanced by IL-2.

What little human data exist suggests that the malignant cells of some human lymphomas or lymphoid leukemias may also be susceptible to IL-2 enhanced cytotoxic mechanisms. For example Oshimi et al. demonstrated that large granular lymphocytes (LGL) from the peripheral blood of patients with non-Hodgkin's lymphomas could lyse autologous lymphoma cells of a variety of histologies, including diffuse large cell lymphoma, immunoblastic lymphoma, and lymphoblastic lymphoma [26, 27]. Similarly, Rayner et al. [31] observed that lymphoma cells derived from three patients were sensitive to allogeneic lymphokine-activated killing (LAK) cell activity.

In further studies Oshimi et al. [25] demonstrated that in the majority of lymphoid malignancies tested, malignant cells were susceptible to LAK cell-mediated lysis. Furthermore, the majority of patients were able to generate LAK-cell activity from peripheral blood mononuclear cells. LAK effector cells were both $CD3^+$ and $CD3^-$. Oshimi et al. [26] suggested that the most primitively differentiated ALL cells were more susceptible in vitro to LAK-associated cytotoxicity than B-cell ALL of later differentiation stages, and similarly that higher grade malignant lymphoma cells were more susceptible than those of intermediate and lower grade. Yssel et al. [54] described the isolation of a non-MHC restricted cytotoxic T-cell clone which apparently reorganized a human lymphoma-associated determinant.

Patients with lymphoma have been demonstrated to exhibit a variety of immune system abnormalities, and experience morbidity and mortality related to opportunistic infections and the development of secondary malignancies in addition to the progression or transformation of their primary disease. In patients with B-cell lymphoproliferative disorders, including B-cell chronic lymphocytic leukemia and hairy cell leukemia, in vitro treatment with IL-2 has been demonstrated to augment the depressed NK cell activity, observed with these malignancies. These observations suggest a potential role for IL-2 in reversing some of the immune abnormalities associated with these malignancies; whether or not this would translate into clinical benefit would require careful and long term clinical study.

IL-2 in the treatment of human lymphoma

Very little information exists currently with regard to the efficacy of IL-2 therapy either alone or in combination with LAK cell therapy or additional cytokines in lymphoma. Rosenberg and colleagues have reported on a single patient with follicular small cleaved non-Hodgkin's lymphoma who responded to high dose bolus IL-2/LAK cell therapy [35, 36]. In a paper describing their experience with continuous infusion IL-2/LAK cell therapy West et al. [52] describe a single patient with chemotherapy refractory nodular sclerosing Hodgkin's disease (HD) and an additional patient with nodular mixed non-Hodgkin's lymphoma; both patients had dramatic responses to IL-2/LAK cell therapy which lasted for 1.5 and greater than 4 months, respectively. We have observed the response of a single patient with a chemotherapy-refractory B-cell non-Hodgkin's lymphoma (diffuse small cleaved cell lymphoma) treated with IL-2, initially responding to high dose bolus IL-2 therapy and then after progression, subsequently to IL-2/LAK cell therapy. In addition, a second patient with plasmacytoid immunoblastic lymphoma has had a partial response to combination cytokine therapy with IL-2 and alpha interferon [29]. In neither of these patients did the malignant lymphoma cells exhibit the CD25 antigen (TAC antigen). The NCI-sponsored extramural trials working group is currently studying the activity of IL-2/LAK cell therapy in non-Hodgkin's lymphoma, along with additional malignancies beyond the intensively studied malignant melanoma and renal cell carcinoma.

Based on clinical observations suggesting graft versus leukemia activity following allogeneic bone marrow transplantation [18, 50, 51] treated 6 patients with cyclophosphamide and haplotype-identical mixed-lymphocyte culture activated lymphocytes expanded in IL-2 enriched medium. Response lasting 6 weeks was noted in a single patient lasting twelve weeks.

Thus while extensive preclinical and anecdotal clinical experience suggests a role for IL-2 in the therapy of IL-2, little work has been done in this area.

Expression of the IL-2 receptor in human lymphoid malignancy

As noted above the high affinity IL-2R is expressed selectively on activated and not on resting T-lymphocytes [49]; in addition activated B-lymphocytes and monocytes may express this receptor [48], and may proliferate in the presence of IL-2 in vitro. The most intensively studied malignancy with respect to IL-2R expression is adult T-cell leukemia/lymphoma (ATL), first described from Japan as a malignancy of T-cell phenotype with an aggressive course characterized by disseminated skin involvement, progressive lymphadenopathy, opportunistic infection, involvement of the central nervous system and commonly, hypercalcemia in association with lytic bone lesions [46]. It is now appreciated that the clinical course of this disease spans a wide spectrum, but that the acute phase remains refractory even to aggressive chemotherapy [16, 43]. The malignancy has been documented in other parts of the world, including Europe and the United States [6], and is associated with infection by the retrovirus HTLV-1. High levels of high affinity IL-2R are expressed on ATL cells [1] apparently through transactivation of the IL-2R gene by the retroviral tat gene product [12]. The IL-2R on ATL cells therefore represents a potential target for specific receptor-directed therapy [49].

Information regarding the expression of the high-affinity IL-2R on the malignant cells of other lymphoproliferative disorders is less complete. Initial studies of IL-2R expression in the diversity of human lymphomas and leukemias have been through either immunohistochemical or cytofluorometric demonstration of TAC-antigen expression on malignant cells or through the demonstration of soluble IL-2R in serum. Strauchen and Breakstone [41] studied a series of lymphoproliferations, both malignant and reactive, by immunohistochemical staining for the IL-2R. They found that IL-2R expression was a feature of T-cell neoplasia, including peripheral T-cell lymphomas, but also of neoplastic and non-neoplastic histiocytic proliferations, Hodgkin's disease, and some intermediate and high grade B-cell lymphomas. Sheibani et al. [37], in a series of 300 cases studied immunohistologically, also found evidence for IL-2R expression across a wide range of lymphoid phenotypes. Wagner et al. [47] have suggested that the soluble IL-2R was present in the serum in all cases in a series of 80 patients with undifferentiated and lymphoblastic lymphomas; in addition, since levels of soluble IL-2R correlated with disease free interval and survival, the authors concluded that the IL-2R levels correlated with tumor burden. Steis et al. [40] have described IL-2R expression on the malignant cells of hairy cell leukemia, again in association with soluble plasma IL-2R. Touw et al. [45] have demonstrated both high and low affinity IL-2 receptors on B-cell chronic lymphocytic leukemia (CLL) cells after activation by phytohemagglutinin; in one case receptors were present without lectin activation. Panatoyides et al. [28] demonstrated that in 5 of 11 B-cell leukemia/lymphoma cases, the malignant cells expressing the IL-2R responded to IL-2 stimulation, and that this effect was blocked by anti-IL-2R monoclonal antibody. Positive cells included those from 4 out of 6 cases of immunocytoma, and the cells from a patient with prolymphocytic leukemia. As studied by these authors hairy cell leukemia was uniformly negative. In general the malignant B-cells even when positive have demonstrated a low fluorescence intensity, suggesting a lower number of receptors than are found on activated T-lymphocytes. Panatoyides et al. [28] speculated that IL-2 might play a role in the growth of malignant T-cells, and that anti-IL-2R antibody itself might be therapeutically effective.

In summary, the data concerning IL-2R expression in human malignancy, although fragmentary, suggests that a significant fraction of the malignant cells of non-Hodgkin's lymphoma either express or can be induced to express IL-2 receptor, and might therefore be susceptible to receptor-directed therapy.

The IL-2 receptor as a target for IL-2 directed cytotoxic therapy

The restricted distribution of the high-affinity IL-2R on certain activated and transformed lymphoid cells make it a potential target for IL-2 directed cytotoxic therapy. Murphy and colleagues have created an interleukin-2 fusion protein (DAB_{486} IL-2) by replacing that portion of the diphtheria tox gene which encodes the receptor binding domain with the gene for IL-2 [53]. After binding selectively to the IL-2R, the chimeric protein is internalized through receptor-mediated endocytosis, undergoes endosomal processing, and a fragment of the DAB_{486} IL-2 is translocated into the cytosol, where protein synthesis is inhibited via ADP ribosylation of elongation factor 2 [2]. This chimeric protein has been extensively studied in preclinical malignancy and transplantation models, and its properties suggest potential uses in graft rejection and acute-graft versus host reactions, in addition to the therapy of IL-2R bearing malignancies [42]. The chimeric protein has been produced for clinical use by Seragen, Inc. (Hopkinton, MA) and a Phase I trial of DAB_{486} IL-2 toxin in lymphoid malignancy is currently under development at the University of Texas, M. D. Anderson Cancer Center in Houston.

As an alternate strategy, an Interleukin-2-Pseudomonas exotoxin chimeric protein has been produced at the National Cancer Institute [19]. These fusion proteins represent the first examples of a new class of ligand-directed cytotoxic antitumor therapy. IL-2 directed chimeric toxins have significant promise both in the treatment of IL-2R bearing malignant cells, and in the immunosuppressive therapy of allograft rejection and autoimmunity.

References

[1] Arima, N., Y. Kaitoku, Y. Yamamoto et al.: Heterogeneity in response to interleukin-2 and interleukin-2 producing ability of adult T-cell leukemic cells. J. Immunol. **138** (1987) 3069–3074.

[2] Bacha, P., D. P. Williams, C. Water et al.: Interleukin-2 receptor-targeted cytotoxicity: Interleukin-2 receptor-mediated action of a diphtheria toxin-related Interleukin-2 fusion protein. J. exp. Med. **167** (1988) 612–622.

[3] Berinstein, N., R. Levy: Treatment of murine B cell lymphoma with monoclonal antibodies and IL-2. J. Immunol. **139** (1987) 971–976.

[4] Berinstein, N., C. O. Starnes, R. Levy: Specific enhancement of the therapeutic effect of anti-idiotype antibodies on a murine B cell lymphoma by IL-2. J. Immunol. **140** (1988) 2839–2845.

[5] Brunda, M. J., D. Tarrowski, V. Davatelis: Interaction of recombinant interferons with recombinant interleukin-2: Differential effects on natural killer cell activity and interleukin-2 activated killer cells. Int. J. Cancer **37** (1986) 787–793.

[6] Bunn, P. A., G. P. Schechter, E. S. Jaffe et al.: Clinical course of retrovirus-associated adult T-cell lymphoma in the United States. New Eng. J. Med. **309** (1983) 257–264.

[7] Cameron, R. B., J. K. McIntosh, S. A. Rosenberg: Synergistic antitumor effects of combination immunotherapy with recombinant interleukin-2 and a recombinant hybrid interferon-alpha in the treatment of established murine hepatic metastases. Cancer Res. (1988, in press).

[8] Cheever, M. A., P. D. Greenberg, A. Fefer: Specific adoptive therapy of established leukemia with syngeneic lymphocytes sequentially immunized in vivo and in vitro, and non-specifically expanded by culture with interleukin-2. J. Immunol. **126** (1981) 1318.

[9] Donohue, J. H., M. Rosenstein, A. E. Chang et al.: The systemic administration of purified Interleukin-2 enhances the ability of sensitized murine lymphocytes to cure a disseminated syngeneic lymphoma. J. Immunol. **132** (1984) 2123–2128.

[10] Eberlein, T. J., M. Rosenstein, S. A. Rosenberg: Adoptive chemoimmunotherapy of a syngeneic lymphoma with long term lymphoid cell lines expanded in T-cell growth factor. J. exp. Med. **156** (1982) 385–397.

[11] Eberlein, T. J., M. Rosenstein, P. Spiess et al.: Adoptive chemoimmunotherapy of a syngeneic murine lymphoma with long-term lymphoid cells expanded in T-cell growth factor. Cancer Immunol. Immunother. **13** (1982) 5.

[12] Greene, W. C., W. J. Leonard, Y. Wano et al.: Trans-activator gene of HTLV-II induces IL-2 receptor and IL-2 cellular gene expression. Science **232** (1986) 877–880.

[13] Hooper, W. C., R. F. Barth, N. T. Shah: Lack of natural killer cell activity in hairy cell leukemia patients and partial restoration with Interleukin-2. Cancer **57** (1986) 988–993.

[14] Iigo, M., M. Sakurai, T. Tamura et al.: In vivo activity of multiple injections of recombinant interleukin-2 alone and in combination with three different types of recombinant interferon, on various syngeneic murine tumors. Cancer Res. **48** (1988) 260–264.

[15] Itoh, K., A. B. Tilden, C. M. Balch: Interleukin-2 activation of cytotoxic T-lymphocytes infiltrating into human metastatic melanomas. Cancer Res. **46** (1986) 3011–3017.

[16] Kawano, F., K. Yamaguchi, H. Nishimura et al.: Variation in the clinical courses of adult T-cell leukemia. Cancer **55** (1985) 851–856.

[17] Kay, N. E., J. Zarling: Restoration of natural killer cell activity of B-chronic lmyphocytic leukemia patients by recombinant Interleukin-2. Amer. J. Hematol. **24** (1987) 161–167.

[18] Kohler, P. C., J. A. Hank, R. Exten et al.: Clinical response of a patient with diffuse histiocytic lymphoma to adoptive chemoimmunotherapy using cyclophosphamide and alloactivated haploidentical lymphocytes. Cancer **55** (1985) 552–560.

[19] Lorberbaum-Galski, H., D. Fitzgerald, V. Chandhary et al.: Cytotoxic activity of an interleukin-2-Pseudomonas exotoxin chimeric protein produced in Escherichia coli. Proc. Nat. Acad. Sci. **85** (1988) 1922–1926.

[20] Lotze, M. T., S. A. Rosenberg: Interleukin-2 as a pharmacologic reagent. In: K. A. Smith (ed.) Interleukin-2, pp. 237–294. Academic Press, San Diego 1988.

[21] McIntosh, J. K., J. J. Mule, M. J. Merino et al.: Synergistic antitumor effects of immunotherapy with recombinant interleukin-2 and recombinant tumor necrosis factor-α. Cancer Res. **48** (1988) 4011–4017.

[22] Matis, L. A., S. Stu, E. S. Groves et al.: Adoptive immunotherapy of a syngeneic murine leukemia with a tumor-specific cytotoxic T-cell clone and recombinant human Interleukin-2: Correlation with clonal IL-2 receptor expression. J. Immunol. **136** (1986) 3496–3501.

[23] Munn, D. H., N.-K. V. Cheung: Interleukin-2 enhancement of monoclonal antibody-mediated cellular cytotoxicity against human melanoma. Cancer Res. **47** (1987) 6600–6605.

[24] Nishimura, T., S. Ohta, N. Sato et al.: Combination tumor-immunotherapy with recombinant tumor necrosis factor and recombinant interleukin-2 in mice. Int. J. Cancer **15; 40** (1987) 2552–2561.

[25] Oshimi, K., Y. Oshimi, M. Akutsu et al.: Cytotoxicity of Interleukin-2 activated lymphocytes for leukemia and lymphoma cells. Blood **68** (1986) 938–948.

[26] Oshimi, K., Y. Oshimi, T. Nashara et al.: Lysis of lymphoma cells by cultured large granular lymphocytes. Exp. Hematol. **13** (1985) 1192–1196.

[27] Oshimi, K., Y. Oshimi, O. Yanada et al.: Lysis of lymphoma cells by autologous and allogeneic natural killer cells. Blood **65** (1984) 638.

[28] Panatoyides, P., R. Lenkei, A. Porwit et al.: Malignant B-cells have receptors for and respond to Interleukin-2. Med. Oncol. and Tumor Pharmacother. **3** (1986) 255–263.

[29] Parkinson, D. R.: Interleukin-2 in the therapy of malignancy. Sem. Oncol. (1988, in press).

[30] Philips, J. H., L. L. Lanier: Dissection of the lymphokine-activated cell phenomenon. Relative contribution of peripheral blood natural killer cells and T-lymphocytes to cytolysis. J. exp. Med. **164** (1986) 814–825.

[31] Rayner, A. A., E. A. Grimm, M. T. Lotze et al.: Lymphokine-activated killer (LAK) cells. Analysis of factors relevant to the immunotherapy of cancer. Cancer **55** (1985) 1327.

[32] Rosenberg, S. A.: Adoptive immunotherapy of cancer using lymphokine activated killer cells and recombinant interleukin-2. In: V. T. DeVita Jr., S. Hellmann, S. A. Rosenberg (eds): Important Advances in Oncology, pp. 55–91. Lippincott, Philadelphia 1986.

[33] Rosenberg, S. A., P. Speiss, R. Lafreniere: A new approach to the adoptive immunotherapy of cancer with tumor infiltrating lymphocytes. Science **233** (1986) 1318–1321.

[34] Rosenberg, S. A., S. L. Schwarz, P. J. Spiess: Combination immunotherapy for cancer: synergistic antitumor interactions of interleukin-2, alfa interferon, and tumor-infiltrating lymphocytes. J. nat. Cancer Inst. **80** (1988) 1393–1397.

[35] Rosenberg, S. A., M. D. Lotze, L. M. Muul et al.: Observations on the systemic administration of autologous lymphokine activated killer cells and recombinant interleukin-2. New Engl. J. Med. **343** (1985) 1485–1492.

[36] Rosenberg, S. A., M. T. Lotze, L. M. Muul et al.: A progress report on the treatment of 157 patients with advanced cancer using lymphokine-activated killer cells and interleukin-2 or high dose interleukin-2 alone. New Engl. J. Med. **316** (1987) 889–897.

[37] Sheibani, K., C. D. Winberg, S. van de Wedde et al.: Distribution of lymphocytes with interleukin-2 receptors (TAC antigens) in reactive lymphoproliferative processes, Hodgkin's Disease, and non-Hodgkin's lymphomas. An immuno-histologic study of 300 cases. Amer. J. Pathol. **127** (1987) 27–37.

[38] Shiloni, E., A. Eisenthal, D. Sachs et al.: Antibody dependent cellular cytotoxicity mediated by murine lymphocytes activated in recombinant interleukin. J. Immunol. **138** (1987) 1992–1998.

[39] Smith, K. A.: Interleukin-2: Inception, impact and implications. Science **240** (1988) 1169–1176.

[46] Steis, R. G., L. Marcon, J. Clark et al.: Serum soluble IL-2 receptor as a tumor marker in patients with hairy cell leukemia. Blood **71** (1988) 1304–1309.

[41] Strauchen, J. A., B. A. Breakstone: IL-2 receptor expression in human lymphoid lesions. Immunohistochemical study of 166 cases. Amer. J. Pathol. **127** (1987) 506–512.

[42] Strom, T. B., V. E. Kelley, J. R. Murphy et al.: Interleukin-2 receptor-directed immunosuppressive therapy. In: K. A. Smith (ed.): Interleukin-2, pp. 223–236. Academic Press, San Diego 1988.

[43] Tamura, K., N. Nagamme, Y. Araki et al.: Clinical analysis of 33 patients with adult T-cell leukemia (ATL) – Diagnostic criteria and significance of high and low risk ATL. Int. J. Cancer **37** (1986) 335–341.

[44] Touw, I., R. Delwel, R. Bolhuis et al.: Common and pre-B acute lymphoblastic leukemia cells express Interleukin-2 receptors and Interleukin-2 stimulates in vitro colony formation. Blood **66** (1985) 556–561.

[45] Touw, I., L. Dorsseus, B. Lowenberg: The proliferative response of B-cell chronic lymphocytic leukemia to Interleukin-2: functional characterization of the Interleukin-2 membrane receptors. Blood **69** (1987) 1667–1673.

[46] Uchiyama, T., T. Hori, M. Tsudo et al.: Interleukin-2 receptor (TAC antigen) expressed on adult T-cell leukemia cells. J. clin. Invest. **76** (1985) 446–453.

[47] Wagner, D. K., J. Kiwanuka, B. K. Edwards et al.: Soluble Interleukin-2 receptor levels in patients with undifferentiated and lymphoblastic lymphomas: correlation with survival. J. clin. Oncol. **5** (1987) 1262–1274.

[48] Waldmann, T. A., C. K. Goldman, W. J. Leonard et al.: Interleukin-2 receptors on activated malignant and normal B-cells. Curr. Top. Microbiol. Immunol. **113** (1985) 96–101.

[49] Waldmann, T. A.: The interleukin-2 receptor on malignant cells: A target or diagnosis and therapy. Cell, Immunol. **99** (1986) 53–60.

[50] Weiden, P. L., N. Flournoy, E. D. Thomas et al.: Antileukemic effect of graft-versus-host disease in human recipients of allogeneic marrow graft. New Eng. J. Med. **300** (1979) 1068–1973.

[51] Weiden, P. L., K. M. Sullivan, N. Flournoy et al.: Antileukemic effect of chronic graft-versus-host disease: Contribution to improved survival after allogeneic bone marrow transplantation. New Engl. J. Med. **304** (1981) 1529–1533.

[52] West, W. H., K. W. Tauer, J. R. Yannelli et al.: Constant infusion recombinant interleukin-2 in adoptive immunotherapy of advanced cancer. New Engl. J. Med. **316** (1987) 898–905.

[53] Williams, D. P., K. Parker, P. Bacha et al.: Diphtheria toxin receptor binding domain substitution with interleukin-2: Genetic construction and properties of a diphtheria toxin-related Interleukin-2 fusion protein. Protein Eng. **1** (1987) 493–498.

[54] Yssel, H., H. Spits, J. E. De Vries: A cloned human T-cell line cytotoxic for autologous and allogeneic B-lymphoma cells. J. exp. Med. **160** (1984) 239.

Therapiestrategien beim metastasierten Mammakarzinom

Herausgegeben von *C. G. Schmidt, K. W. Brunner* und *E. Enghofer*

17 x 24 cm. VIII, 61 Seiten. Mit 12 Abbildungen und 25 Tabellen. 1987.
Broschiert **DM 38,–** ISBN 3 11 010875 5
(Onkologisches Kolloquium 1)

Die Therapie des fortgeschrittenen Mammakarzinoms ist palliativ, nicht kurativ. Therapieziel ist deshalb bestmögliche Lebensqualität bei gleichzeitiger Hoffnung auf Lebensverlängerung. Zur Erreichung dieses Therapiezieles werden verschiedene Wege eingeschlagen, die sich oft gegenseitig ausschließen: Aggressive Chemotherapie zielt auf Lebensverlängerung und hohe Remissionsraten, allerdings auf Kosten der Verträglichkeit; moderate Chemotherapie zielt auf bestmögliche Erhaltung der Lebensqualität.

Vor diesem Hintergrund werden insbesondere folgende Gesichtspunkte diskutiert:

- Beurteilungskriterien für die Effizienz einer Chemotherapie
- Festlegung der optimalen Chemotherapie
- Nutzen-/Risiko-Abwägung

W DE G

de Gruyter

Bei Fragen zur Produktsicherheit wenden Sie sich bitte an:
If you have any questions regarding product safety,
please contact:

Walter de Gruyter GmbH
Genthiner Straße 13
10785 Berlin
productsafety@degruyterbrill.com